“十二五”职业教育国家规划教材立项
经老年人服务与管理专业教材编审委员会审定

职业院校“双证书”课题实验教材
人力资源和社会保障部职业技能鉴定中心 指导编写

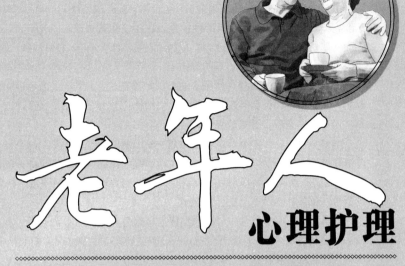

老年人
心理护理

LAONIANREN XINLI HULI

马晓风 董会龙◎主 编

U0195498

海洋出版社

2017 年·北京

内 容 简 介

本书依据教育部2014年正式颁布的《老年人服务与管理专业教学标准》编写，突出职业特色，强调实际动手操作能力培养，强化职业态度、职业素养培育。

主要内容： 1.老年心理基础知识，包括老年人心理误区、老年人心理变化及其影响因素等内容；2.老年人常见的心理问题及其心理护理，包括老年人焦虑、抑郁等的心理护理措施；3.老年人特殊心理问题及其心理护理，包括老年人酒精依赖、烟草依赖、药物依赖、丧偶和再婚、离退休综合症、自杀以及空巢老年人等的心理护理措施；4.老年人常见心身疾病及心理护理，主要包括老年人冠心病、高血压、消化性溃疡、痴呆等的心理护理措施；5.老年人的心理保健活动，包括读书、音乐、游泳、太极拳等；6.老年人临终关怀，包括死亡教育、临终心理护理等；7.养老护理员职业心理素养，包括心理素质、道德修养、专业知识和技能要求等。

本书特色： 1.由7个模块构成，每个模块中包括若干任务，每个任务都以实际案例为中心，通过问题讨论、知识学习、操作步骤、实战演练、拓展学习、教学测评等部分形成有职业特色的完整教学体系；2.所有案例都来自行业第一线，具有典型性和实用价值；3.将职业态度和产业文化融入每个教学任务，这是本书的一大亮点。

读者对象： 本书适合中等职业学校老年服务与管理专业和相近专业作为教材使用。由于该专业教学标准涵盖了《国家职业技能标准——养老护理员》和《国家职业技能标准——秘书》，因此本书也适合养老机构和社会培训机构作为培训教材使用。

图书在版编目（CIP）数据

老年人心理护理 / 马晓风，董会龙主编. -- 北京:海洋出版社，2017.3

"十二五"职业教育国家规划教材

ISBN 978-7-5027-9093-6

Ⅰ. ①老… Ⅱ. ①马… ②董… Ⅲ. ①老年人－护理学－医学心理学－中等专业学校－教材 Ⅳ. ①R471

中国版本图书馆 CIP 数据核字(2015)第 038822 号

责任编辑：黄新峰	发 行 部：010-62174379 （传真）010-62132549
责任校对：肖新民	总 编 室：010-62114335
责任印制：赵麟苏	网 址：www.oceanpress.com.cn
排 版：晓阳	承 印：北京朝阳印刷厂有限责任公司
出版发行：海洋出版社	版 次：2017 年 3 月第 1 版 2018 年 2 月第 2 次印刷
地 址：北京市海淀区大慧寺路 8 号（716 房间） 100081	开 本：787mm×1092mm 1/16 印 张：14.5
经 销：新华书店	字 数：252 千字
技术支持：010-62100050	定 价：34.00 元

本书如有印、装质量问题可与本社发行部联系调换

本社教材出版中心诚征教材选题及优秀作者，邮件发至 hyjccb@sina.com

老年人服务与管理专业教材编审委员会

老年人服务与管理专业教材编写委员会

出 版 说 明

实行"双证书"制度,是党中央、国务院适应社会主义市场经济要求,推动职业教育、职业培训改革的重要举措。早在 1993 年,中共中央《关于建立社会主义市场经济体制若干问题的决定》就提出:"要制定各种职业的资格标准和录用标准,实行学历文凭和职业资格两种证书制度"。从那时起,"双证书"制度历经了制度确立、探索试点、积极推进三个发展阶段。2014 年,《国务院关于加快发展现代职业教育的决定》(国发〔2014〕19 号)指出:"服务经济社会发展和人的全面发展,推动专业设置与产业需求对接,课程内容与职业标准对接,教学过程与生产过程对接,毕业证书与职业资格证书对接,职业教育与终身学习对接。重点提高青年就业能力"。"推进人才培养模式创新……积极推进学历证书和职业资格证书'双证书'制度"。

近年来国家有关部门为促进就业和提高劳动者素质,对职业院校实施"双证书"制度作出了许多政策安排,"双证书"制度在广大职业学校得到有效推行,学历证书、职业资格证书成为毕业生就业找工作的"敲门砖"和"通行证"。但是,我们也发现,在职业院校学历认证和职业资格认证还没有从根本上实现贯通,存在着各行其道、"两张皮"的普遍现象,缺乏打通两者的桥梁和纽带。其中,融合双证的课程与教材建设滞后是关键原因。

为了探索解决这个长期困扰中国职业教育界的难题,人力资源和社会保障部职业技能鉴定中心部级课题《职业技能教学用书开发技术规范和评价体系研究》课题组(项目编号:RS2013-16,以下简称"课题组")在"双证书"课程资源建设开发方面做了积极研究和有益尝试。课题组认为:"双证书"课程是指实现国家职业标准和专业教学标准对接,职业技能鉴定与专业课程学习考核对接的课程,它是使学生在不延长学习时间的情况下,同时获得学历证书和职业资格证书的学校正规课程。加强对"双证书"课程教材开发的研究,对于探索从课程层面做到"双证结合",引导学校用好现有职业技能鉴定政策,推动学生职业技能和就业竞争力提升,具有十分重要的意义。开发职业技能鉴定与学校课程考试两考合一的"双证书"教材,可以形成"双证书"政策落地的基础性教学资源,解决推行"双证书"制度、实施"两考合一"的"最后一公里"问题。

为了在教材层面上做到专业教学标准与国家职业标准的内容对接,课题组通过研究，提出了《中等职业学校"双证书"课程教材开发技术规范》，主要技术要点如下：一是以专业教学标准为依据，细化"双证书"培养目标；二是以国家职业技能标准为依据，确定"双证书"课程；三是根据双证结合的理念，编制"双证书"课程实施规范；四是结合职场工作实际，开发"双证书"综合实训课程；五是积极改革教学模式，建设"双证书"课程标准；六是根据职教特色，组织编写"双证书"教材；七是做好试题开发组织和考务服务，为"两考合一"做好技术保障。这一技术规范为实现教学内容与职业标准"双覆盖"、教学过程与岗位要求"双对照"、课程考试与技能鉴定"双结合"的职业院校教材开发目标提供了一个技术指引。

2013 年以来，在课题组的统一组织下，外语教学与研究出版社、高等教育出版社、语文出版社、教育科学出版社、中国人民大学出版社等各参研单位共开发了中等职业学校机电技术应用等 20 个专业"双证书"课程实验性教材。

"双证书"课题实验教材的开发采取专业负责人制，每个专业由一名资深专家对教材目标、内容选择、内容组织进行总体把关，然后指导各册主编分头编写，最后再由本专业教学专家、职业技能鉴定专家、企业专家、课程开发专家组成的编审委员会共同审定，确保符合课题组提出的职业院校"双证书"教材开发技术规范，同时，努力在教材开发中对接"四新"（新知识、新技能、新产品、新工艺），做到不遗漏知识点、技能点、态度点。

"双证书"教材的开发编写遵循了教育部颁布的《中等职业学校专业教学标准》规定的课程名称和"主要教学内容和要求"，并在教材中融入了相应的五级、四级国家职业技能标准的要求，有助于学生学习掌握职业技能鉴定所要求的相关知识和必备技能，并获取相应等级的职业资格证书，为推动职业院校实施"双证书"制度提供了必要的教学资源支持。

"双证书"课题实验教材的开发，是一个新的探索，欢迎广大中等专业学校和职业高中积极试用，并提出宝贵意见，我们将进一步改进和完善。

职业教育是使"无业者有业，有业者乐业"的伟大事业。让我们携起手来，为建设现代职业教育体系和构建终身职业培训体系尽自己一份绵薄之力。

人力资源和社会保障部职业技能鉴定中心

《职业技能教学用书开发技术规范和评价体系研究》课题组

2015 年 6 月 23 日

前　言

目前，国家和地方政府出台多个相关政策，有力推动了养老事业的发展，养老事业的健康发展离不开高素质的专业技术型人才，为迎合这一需求，部分职业院校相继开设了老年服务与管理专业，并正在开发国家规划教材，本教材就是其中之一。

内容简介

本教材共分为 7 个模块，模块 1 主要介绍老年人心理基础知识，包括心理基础知识、老年人心理变化及其影响因素；模块 2 主要介绍老年人常见的心理问题及其心理护理，包括老年人焦虑、抑郁等；模块 3 介绍了老年人特殊心理问题及其心理护理，包括老年人酒精依赖、烟草依赖、药物依赖、丧偶和再婚、离退休综合征、自杀以及空巢老年人等；模块 4 介绍了老年人常见心身疾病及心理护理，主要包括老年人冠心病、高血压、消化性溃疡、痴呆等；模块 5 介绍了一些适合老年人的心理保健活动，包括读书、音乐、游泳、太极拳等，让老年人通过活动预防心理疾病；模块 6 介绍了老年人临终关怀，为临终老年人提供心理护理；模块 7 介绍了养老护理员职业心理素养，包括心理素质、道德修养、专业知识和技能要求等，主要探讨如何才能成为一名优秀的养老护理员。

编写依据

严格按照教育部 2014 年颁布的《老年人服务与管理专业教学标准》组织编写，内容上涵盖人力资源与社会保障部最新颁布的《养老护理员国家职业技能标准》和《秘书国家职业技能标准》。

编写特色

以三基（基础知识、基础理论、基本技能）和五性（思想性、先进性、科学性、适用性、启发性）为编写原则，强调心理学基础知识、理论、方法与老年服务与管理专业实践相结合，体现专业特色；侧重于实际动手能力的培养，理论知识够用即可；突出实用性和通俗性；以具体任务为线索、以实际案例为依托，培养学生解决老年人实际问题的能力；突出系统化整体护理理念，着重体现心理护理的核心地位；反映教改成果和学科发展新理念，注重培养学生的综合素质和创新能力。

框架结构

本教材采用"模块—任务"结构，每个任务由以下几个部分组成。①学习目标：从知识、技能、态度三个角度提出具体学习目标，明确"学什么"；②实际案例：筛选有针对性的实际案例；③问题讨论：针对实际案例提出问题，激发学生思考；④方法指导：结合实际案例给出解决问题的关键思路；⑤知识学习：给出所涉及的基础知识，为学生奠定必要的理论基础；⑥操作步骤：给出完成该任务的操作步骤；⑦实训演练：通过一个或多个演练项目供学生反复练习，以强化学生的操作技能；⑧拓展学习：延伸相关的基础知识，以开阔学生视野；⑨能力测评：从知识、技能、态度三个方面测评教学过程，以考察学生的实际掌握情况。

教与学建议

对教学，避免空泛的、长篇大论的讲授，以实际案例为依托，引出基本知识，重在指导学生进行实战演练，提供学生解决老年人实际问题的能力。

对自学，首先看案例，结合方法指导，分析出老年人有哪些需要解决的问题，思考怎么去解决这些问题。其次，结合基本知识，理清操作步骤中解决问题的思路与相对应的技术。最后，通过实战演练进行练习，并在实际工作中尝试应用。

适用对象

本书适合职业院校老年服务与管理专业和相近专业作为教材使用，也适合养老机构和社会培训机构作为培训教材使用。

作者团队

本书由马晓风、董会龙主编，母文杰、孙倩、康纯佳、刘晓萍副主编，参加编写的还有代莉、刘学义、闫秀云、李玉、张晓、苏燕，全书由马晓风统稿，并由时念新主审。

《老年人心理护理》是一门新兴学科，还没有形成严密的体系，许多方面还有待于进一步的研究探讨；由于编者水平和时间所限，难免存在不妥及谬误之处，恳请读者、同行、专家批评指正，以便在修订时补充更正。

马晓风

2017 年 2 月

目 录

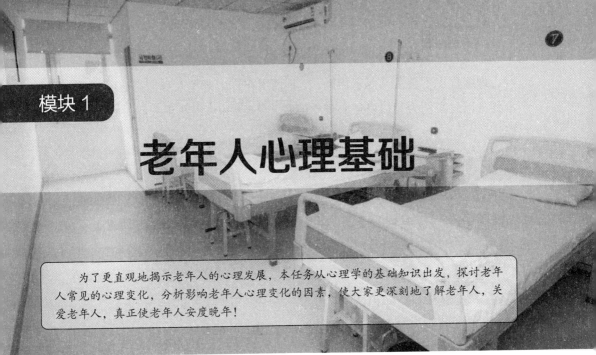

模块 1 老年人心理基础

为了更直观地揭示老年人的心理发展，本任务从心理学的基础知识出发，探讨老年人常见的心理变化，分析影响老年人心理变化的因素，使大家更深刻地了解老年人，关爱老年人，真正使老年人安度晚年！

任务 1　老年人心理误区

学习目标

知识目标	了解心理学的概念及内容 了解老年人常见心理误区
技能目标	能够对老年人进行心理分析，并消除心理误区
态度目标	与老年人亲密交往，成为他们的朋友 保持对学习心理知识的兴趣

情景导入

张奶奶，60 岁，老伴多年前去世，和女儿女婿分开住已有 5 年，一个人住着三室一厅的房子，她倍觉孤单寂寞。两年前从一家事业单位退休后，她更是不适应，终日郁郁寡欢，做什么事情也提不起兴趣，还经常自言自语。对此张奶奶的女儿非常担心，就劝说张奶奶去看看心理医生，结果遭到张奶奶的强烈反对："我没有病，看什么心理医生，说出去让街坊邻居怎么看？"

本案例中张奶奶在日常生活中对心理学接触不多，不知道心理学的研究对象、内容和本质是什么，才有了"去看心理医生，就是心理有病"的想法，即使有心理困扰也不会主动寻求帮助，这种情况在许多老年人身上都有所体现，所以本任务以此案例为契机讲述心理学的有关基础知识，以纠正人们对心理学的认识误区。

问 题 讨 论

1. 张奶奶为什么会有此种想法？
2. 除了认识误区外，还有其他的对心理学的错误认识吗？
3. 应该如何纠正张奶奶对心理学的错误认识？

方 法 指 导

对案例中的张奶奶进行心理评估，并做出心理诊断，制订心理护理计划，选用心理护理措施。在此过程中，材料的收集要充分，注重细节；诊断要全面仔细，尤其是张奶奶的心理状况；操作时，维护良好的护理关系，语言表达要准确，所选择的心理护理措施能够解决张奶奶的问题。

知 识 学 习

1. 心理学的定义

在古汉语中，我们习惯于把思想和感情叫做"心"，把条理和规则称为"理"。"心理"就是心思、思想、感情的总称，而心理学则是关于心思、思想、感情等规律的学问。也就是说，心理学是研究人的心理现象或心理活动发生、发展及其规律的科学。心理现象一般分为心理过程和个性心理两个方面。

1）心理过程

心理过程包括认识过程、情感过程和意志过程三个方面。其中认识过程是基本的心理过程，情感过程和意志过程是在认识过程的基础上产生的。

（1）认识过程：这是指人在认识客观事物的过程中，为了弄清客观事物的性质和规律而产生的心理现象。感觉、知觉、记忆、想象和思维等心理活动，在心理学中统称为认识过程。

（2）情感过程：这是指在认识客观事物的过程中，所引起的人对客观事物的某种态度的体验或感受。愉快、满意、热爱、厌恶、欣慰、遗憾等心理活动，在心理学中统称为情感过程。

（3）意志过程：这是指由认识的支持与情感的推动，使人有意识地克服内心障碍与外部困难而坚持实现目标的过程。

认识过程、情感过程和意志过程都有其自身的发生和发展的过程，但是，它们不是彼此独立的。情感过程和意志过程中含有认识过程的成分，它们都是由认识过程派生出来的；情感过程与意志过程又对认识过程产生影响，它们是统一的心理活动中的不同方面。

2）个性心理

个性心理是每个个体所具有的稳定的心理现象。它包括个性倾向性和个性心理特征两个方面。

（1）个性倾向性：个性倾向性是决定个体对事物的态度和行为的内部动力系统，是具有一定的动力性和稳定性的心理成分。个性倾向性是个性心理的重要组成部分，它对相关的心理活动起着支配和控制的作用，包括需要、动机、理想、信念、兴趣、人生观、价值观、世界观等。

（2）个性心理特征：个性心理特征是个体身上经常表现出来的本质的、稳定的心理特征。它主要包括能力、气质和性格，其中以性格为核心。

2．心理学的研究任务

心理学的研究任务一般为分析人的心理现象，揭示心理活动发生、发展、变化的规律，并把它们运用到日常生活和工作中去，维护人的心理健康，预防和治疗心理疾患。具体研究任务如下。

（1）描述。主要解决"是什么"，对心理和行为的事实进行描述，包括心理和行为的特点及其之间的相互关系。

（2）解释。主要解决"为什么"，分析心理和行为事实形成的原因。

（3）预测和控制。主要解决"将会怎么样"，从一个人的过去和现在的心理和行为状况出发，预测其将会做出的心理和行为表现，根据心理和行为形成的影响因素，对不同的环境和情况加以有效的调控，包括自我的调控，以求获得适宜的心理和行为表现。

3．老年人常见的心理误区

（1）精神病人才去看心理医生

心理咨询主要针对正常人的适应问题、发展问题，如记忆、学习、情绪情感、人际关系、婚姻等；心理治疗主要针对患有严重心理障碍的人，如焦虑症、抑郁症、恐惧症、强迫症等。因此，老年人去看心理医生并不一定就是精神病。

（2）心理咨询或治疗一次就可以解决问题

心理咨询或治疗一般是不会一次解决来访者问题的，获取来访者基本信息并让其认知，情绪情感、行为得以积极改变需要一个长期的过程。

（3）人老了就没用了

老年人有相对丰富的生活经历，经验比较丰富，完全可以发挥这方面的优势，做到老有所用，关键是要找到发挥余热的平台。

（4）凡药都是毒

老年人出现心身疾病是很常见的，像冠心病、原发性高血压、各种溃疡等，老年人应遵医嘱，按时按量服药，所服用的药物都是在临床上反复验证后才投入使用的，安全性很高，不要对药物有反感和恐惧心理，自己不可随意增加或减少药量，也不要自行停药。

（5）人老无爱情

人的婚姻曲线表明，人老了，经过这么多年的磕磕碰碰，彼此之间了解得更深入，夫妻之间的感情会更好，丧偶对老年人来说是一个非常严重的创伤，部分丧偶老年人也有强烈的再婚需求。因此，人越老越需要爱情，越需要夫妻之间的相互抚慰。

操 作 步 骤

对案例中的张奶奶进行心理评估，了解张奶奶的心理状况，以便对张奶奶进行心理护理。

1. 心理评估

1）基本资料

患者：张奶奶；

年龄：60岁；

婚姻状态：老伴去世多年；

家庭结构：与女儿女婿分住；

职业：事业单位工作人员，已退休两年。

2）意志活动水平

活动量减少，终日郁郁寡欢，做事情提不起兴趣，常自言自语。

3）承受应激能力

老伴去世后，觉得孤独寂寞；退休后，不适应，郁郁寡欢。

2．心理诊断

（1）孤独心理：原因是老伴去世，女儿有自己的家，张奶奶无人陪伴；此外退休后，闲下来，无事可干。

（2）抑郁心理：张奶奶终日郁郁寡欢，做什么事情都提不起兴趣。原因是不适应退休后生活模式的转变。

（3）自尊增强：不去看心理医生，是因为怕街坊邻居笑话。

综上所述，张奶奶可能患上了离退休综合征，同时又陷入空巢危机。

3．心理护理计划

由于张奶奶拒绝看心理医生，养老护理员首先要解决张奶奶认识上的错误，帮助张奶奶正确认识心理咨询，从而接受心理调适，在此基础上，再对张奶奶的离退休综合征和空巢危机进行心理调适。

4．心理护理措施

1）建立良好的护患关系

养老护理员要主动接近张奶奶，花时间陪伴她，陪张奶奶聊一些她感兴趣的话题或者在她自言自语的时候，可以适时插入，少说多听，表达自己的真诚和移情；鼓励张奶奶表达自己的感受并表示理解她，建立张奶奶对他人的信任感。

2）进行有针对性的心理健康教育

在取得张奶奶的信任后，养老护理员要向张奶奶灌输科学心理学知识，纠正张奶奶认为看心理医生就是有病的错误认知，帮助张奶奶树立科学的心理观，使她明白，心理咨询是有益于身心健康的，同时帮助她正视自己近两年的心理变化，鼓励她主动去寻求心理医生的帮助。

3）建立社会支持网络

养老护理员要及时与张奶奶女儿女婿沟通，建议他们应该时常陪伴老人或选择与老人共同生活，让老人感觉到家人的关爱；同时，要鼓励张奶奶多出去走动，见见老同事、老街坊，不要总是一个人待着。

4）培养兴趣爱好，丰富老年生活

鼓励张奶奶培养一些健康的兴趣爱好，如打太极拳、养花弄草等，让自己的生活丰富起来，既可以强身健体同时又能摆脱退休后无所事事带来的失落感。

实训演练

亢奶奶，78岁，退休工人，身体很好，住在市中心的高楼里，生活物质条件富足。膝下一儿两女，事业有成，每周末都来看望她。或许是因为老伴去世得早，时常感到孤独无助，一个人望着空荡荡的屋子，空落落的，很羡慕楼下其他老人们，常常带着孙子孙女聊天玩耍，也想和她们说说话，但一直没去。有时候甚至产生跳楼的想法，以为跳下去就不寂寞了。子女发现亢奶奶的异常后，要带亢奶奶出去玩，她也不去，去看心理医生，则更不去。

根据以上所学的内容，如何对亢奶奶进行心理护理，改变其不良认知？

拓展学习

著名心理学家马斯洛和米特尔曼提出人心理健康的10条标准，是国际上所公认的心理健康标准，也适用于老年人群体。

1. 充分的安全感

安全感需要多层次的环境条件，如社会环境、自然环境、工作环境、家庭环境等，其中家庭环境对于老年人尤为重要，家庭是否和谐直接影响到老年人的幸福指数。

2. 充分地了解自己

充分地了解自己是指能够客观分析自己的能力，并做出恰如其分的判断。

3. 生活目标切合实际

老年人要根据自己的经济能力、家庭条件及相应的社会环境来制定生活目标。生活目标的制定既要符合实际，还要留有余地，不要超出自己及家庭经济能力的范围。

4. 与外界环境保持接触

这样做，一方面可以丰富自己的精神生活，另一方面可以及时调整自己的行为，以便更好地适应环境。与外界环境保持接触包括三个方面，即与自然、社会和人的接触。

5. 保持个性的完整与和谐

个性中的能力、兴趣、性格与气质等各个心理特征必须和谐而统一，生活中才能体验出幸福感和满足感。

6. 具有一定的学习能力

在现代社会中，为了适应新的生活方式，就必须不断学习。此外，学习可以锻炼老年人的记忆和思维能力，对于预防脑功能减退和老年性痴呆非常有益。

7. 保持良好的人际关系

人际关系的形成包括认知、情感、行为三个方面的心理因素。情感方面的联系是人际关系的主要特征。在人际关系中，有正性积极的关系，也有负性消极的关系，而人际关系的协调与否，对人的心理健康有很大的影响。

8. 能适度地表达与控制自己的情绪

对不愉快的情绪必须给予释放或宣泄，但不能发泄过分，否则，既影响自己的生活，又加剧了人际矛盾。另外，客观事物不是决定情绪的主要因素，情绪是通过人们对事物的评价而产生的，不同的评价结果会引起不同的情绪反应。

9. 有限度地发挥自己的才能与兴趣爱好

一个人的才能与兴趣爱好应该对自己有利，对家庭有利，对社会有利。否则，只顾得发挥自己的才能和兴趣，而损害了他人或团体的利益，就会引起人际纠纷，而增添不必要的烦恼。

10. 个人的基本需要得到一定程度的满足

在不违背社会道德规范的情况下，个人的基本需要应得到一定程度的满足。当个人的需求能够得到满足时，就会产生愉快感和幸福感。但人的需求往往是无止境的，在法律与道德的规范下，满足个人适当的需求为最佳的选择。

能 力 测 评

根据学生听课及【实训演练】的完成情况对学生进行考核。可从知识学习、技能要求和职业态度三个方面进行测评。

项　　目	测评标准		得分
知识学习 （30分）	是否认真听老师讲课　（5分）		
	听课过程中有无提出问题　（5分）		
	能否回答老师提出的问题　（5分）		
	能否回答心理活动过程　（5分）		
	能否回答心理学研究任务　（10分）		
技能要求 （50分）	操作是否 标准、规范 （40分）	1. 能否对心理现象进行简单分析（10分）	
		2. 能否对老年人进行心理分析　（15分）	
		3. 能否消除老年人心理误区（15分）	
	操作过程中有无发现或者提出问题　（5分）		
	与同学、老师是否有互动　（5分）		

续表

项　目	测评标准	得分
职业态度 （20分）	具有并保持对学习心理知识的兴趣（5分）	
	能否主动分析心理学案例及现象（10分）	
	能否积极配合老师的教学（5分）	
总　分		

任务 2　老年人常见心理变化

学 习 目 标

知识目标	了解老年人的心理变化及特点
技能目标	能够利用相关知识分析老年人出现的心理变化，并能正确对待现实生活中的老年人的行为变化，给予及时的心理护理
态度目标	热情对待每一位老年人，使之成为一种职业习惯 热衷于对老年人的心理分析

情 景 导 入

王奶奶，76岁，是企业退休职工，老伴多年前已经离世，身体并不是很硬朗，总是爱唠叨，情绪也很不稳定。子女抱怨王奶奶："最近几年，和老人的关系越来越难相处了，老人经常多疑，怎么解释也不听，脾气也不如以前了，经常使小性子，有时候比孩子还难伺候，为此经常和老人闹矛盾，老人不开心，身体也经常出毛病，哎，很让人上火啊！"

本案例中，由于年轻人不了解老年人出现的一些心理变化，没能及时改变交往态度，导致了家庭矛盾，而又影响到老年人的身体状况，使得家庭关系紧张。本任务以案例为引子，讨论老年人的心理变化、特点及老年人的心理需求，使大家都能更好地了解老年人。

问 题 讨 论

1. 本案例中，王奶奶出现了哪些变化？

2. 除了案例中提到的这些变化，自己身边的老年人还有其他的变化吗？

3. 为什么老年人会出现这些变化？

4. 老年人的关注点在哪里？

5. 应该怎样帮助王奶奶的子女缓解与老人的关系？

方法指导

对案例中王奶奶进行心理评估，并做出心理诊断，制订心理护理计划，选用心理护理措施。在此过程中，材料的收集要充分，注重细节；诊断要全面仔细，尤其是王奶奶的心理状况；操作时，维护良好的护理关系，语言表达要准确，所选择的心理护理措施要有针对性。

知识学习

1. 老年人常见的心理变化

当人进入老年期，不仅生理上表现出衰老现象，心理上也会发生巨大变化，会表现出感觉、知觉迟钝，记忆力下降，智力改变，出现焦虑和抑郁的情绪，性格特点也产生一系列变化，在人际关系和生活方式等方面也常出现不适应的情况。

1）智力变化

一般而言，到了老年智力开始逐渐衰减。主要表现为反应减慢，快速做出决定和解决问题的能力下降，健忘。如果伴有比较严重的慢性疾病，或者因失去亲人而变得孤独，会加快智力功能的减退。有的老年人保持良好的生活规律，经常参加各种社会活动，进行脑力和体力锻炼，其智力功能可保持相当长的时间。

2）情绪变化

老年人由于机体内组织器官的衰老，生理功能的衰退，机体整体调节功能减弱，适应能力相应下降。随之出现情绪变得幼稚、不稳定，甚至像小孩子一样容易激动，有时因小事而兴高采烈，有时不顺心则不安、生气、哭泣。长期独居者，常有严重的抑郁表现。另外，由于大脑和机体的衰老，老年人往往产生不同程度的性情改变，如说话啰唆、情绪易波动、主观固执等，少数老年人则变得很难接受和适应新生事物，怀恋过去，甚至对现实抱有对立情绪。老年人的性情改变，常常加大了他们与后辈、与现实生活的距离，导致社会适应能力的下降。

3）人格变化

人格是指一个人整体的精神面貌。在不尽相同的现实生活中所形成的独特的，带有倾向性和比较稳定的心理特征的总和。

人格的一般特性具有个体差异性、相对稳定性、社会性和整体性。人格主要由人格倾向性、人格的心理特征和自我意识三部分构成。老年人的人格与增龄无关，在进入老年期过程中，常见的三种人格维度，即开放—封闭、内向—外向、适应—焦虑已基本趋于稳定。较多的老年人表现为比较顽固，习惯按自己的观点看问题，守旧、不易接受新事物和他人意见，猜疑心较强。有的则有过多的感慨、伤感，喜欢回忆往事，沉溺于对过去成功事例的追溯之中，通过这种顽固性以获得一定的心理平衡。

4）生活方式变化

生活方式指处在一定历史时期和社会条件下的个人生活的行为模式及特征。老年人多已退休在家，子女大都离家独立生活，这种生活环境和角色的变化构成了老年人孤独的主要原因。孤独寂寞，社会活动减少使老年人选择了如吸烟、酗酒、缺乏运动等不良的生活方式，致使老年人慢性疾病的发生和发展。

（1）事业型老年人：年轻时常常废寝忘食，即使已经退休也仍然拼命地干，忽视必要的休息和营养，带病坚持工作，容易积劳成疾，甚至久病不起。

（2）享乐型老年人：过分讲究吃、喝、玩、乐，时常暴饮暴食，夜间玩到很晚，缺乏卫生保健知识，易发生心理与行为偏离而导致疾病。

（3）堕落型老年人：因受到他人的利诱或者以往曾有过吸毒、酗酒、赌博、性淫乱等恶习，人老后恶习不改，仍继续影响自身健康，或老年后虽有所改变，但由于脏器衰老原隐藏的病灶呈现为疾患。

（4）原有生活方式改变的老年人：由于离、退休后在生活实践中形成的一套生活规律被打破，往日的紧张工作、繁杂的社交活动，以及家庭成员等都发生显著变化，使老年人突然对新生活模式不适应，导致疾病的发生。

2. 老年人心理变化的特点

随着年龄增长，老年人心理机能也发生了相应变化。特别是老年人的工作、生活等方面发生了新的变化后，就更强化了老年人的心理变化特点。

1）认知功能逐渐衰退

老年人神经系统尤其是大脑的退化和机能障碍，首先引起感觉和知觉能力逐渐衰退。在视觉方面，随着年龄增长，出现了视力减退，老眼昏花的状态。在听觉方面，由于听力下降，他们对高频声音辨别不清，对快而结构复杂的语句分辨不清。味觉和嗅觉灵敏度显著降低。由于神经系统的衰老，老年人的痛觉比较迟钝，耐寒能力较差，所以比年轻人怕冷。记忆力也越来越差，由于注意力分配不足，对于信息的编码精细程度及深度均下降，老年人的记忆易出现干扰或抑制。人到老年期，概念学习、解决问题等思维能力有所衰退，但思维的广阔性、深刻性等由于丰富的知识经验，而往往比青少年强，因此，老年人思维的成分和特性十分复杂。

2）智力变化多样

流体和晶体智力理论提出要区别对待智力结构的不同成分，因为老年化过程中智力减退并不是全面性的，他们在实际生活中解决各种复杂问题的效果仍处于很高的水平，甚至在不少方面超过中青年人。这是由于现实生活中解决问题所需要的往往不是单一的智力成分，而是包含社会经验等非智力因素的综合分析及敏锐判断。一系列研究发现，老年人的智力还是具有很大的可塑性。有研究表明，老年期智力与多方面因素相关，包括生理健康、文化和社会等方面因素。因此，坚持用脑有利于在老年期保持较好的智力水平和社会功能，而且活动锻炼对智力也有明显的促进作用。

3）动机与需要多元化

根据马斯洛的需要层次理论，人有生理、安全、爱与归属、尊重及自我实现五个层次的需要，而老年期各种层次的需要又有其独特的内涵。老年人的安全需要表现在对生活保障与安宁的要求，他们普遍对养老保障、患病就医、社会治安以及合法权益受侵等问题表现出极大的关注。另外，老年人希望从家庭和社会获得更多精神上的关怀，并且仍有很强的参与社会活动、融入各种团体的要求，以满足其爱与归属的需要。尽管老年人的社会角色与社会地位有所改变，但他们对于尊重的需要并未减退，要求社会能承认他们的价值，维护他们的尊严，尊重他们的人格，在家庭生活中也要具有一定的自主权，过自信、自主、自立的养老生活。为使自己的价值在生活中得到充分体现，老年期还有一定程度自我实现的需要。

4）情感发生变化

在严格区分年龄因素及家庭生活环境因素之后，研究表明老年人的情感活动与中青年人相比，本质特点是相同的，仅在关切自身健康状况方面的情绪活动强于中青年。也就是说，孤独、悲伤、忧郁等负性情绪并不是年老过程必然伴随的情感变化。但不可否认的是，老年期是负性生活事件的多发阶段，随着生理功能的逐渐老化、各种疾病的出现、社会角色与地位的改变、社会交往的减少，以及丧偶、子女离家、好友病故等负性生活事件的冲击，老年人经常会产生消极的情绪体验和反应。

5）人际关系变化凸显

与子女的关系。由于时代的因素，两代人对社会价值观念、伦理道德观念及生活方式诸方面的看法不一致，彼此之间又缺乏了解和理解。尤其是子女成家后，和老人分开住。许多老年人认为，子女来看望他们来去匆匆，吃完饭就走，觉得很麻烦；而子女不来看望他们，又认为不孝顺。这种矛盾心理，导致抱怨、争吵、指责。

与配偶的关系。俗话说，"年轻夫妻老来伴"，老年夫妇都健在，在生活上可以相依为命，互相照应体贴，如果夫妻感情不和，则对老年人的危害更大。

与同事的关系。交往是人的社会属性赖以发生和发展的必要条件，是人的精神属性得以健康的支柱。老年人退休后，离开了工作单位，与同事之间的交流突然中断。交往的逐渐减少，会使老年人社会化水平下降，他们有时回顾自己走过的人生路程，如果没有遗憾，就能认可，接受个人生命的价值。反之，总挂记着曾经做过的错事或生活中不成功的事件，则会感到失落，被别人轻视，以至于绝望。

操作步骤

对案例中老年人进行心理评估，了解该老年人的心理变化，并做出心理诊断，以便为该老年人提供心理护理。

1. 心理评估

1）基本资料

服务对象：王奶奶；

婚姻状态：丧偶；

家庭结构：老人与子女同住；

职业：企业职工。

2）对健康状况的感知

王奶奶身体经常出毛病。

3）角色关系

王奶奶经常与子女闹矛盾，家庭关系紧张。

4）情绪情感状态

王奶奶脾气不如从前，爱使性子，也不开心。

2．心理诊断

（1）退化心理：爱使性子，可能是为了得到更多关注。

（2）猜疑心理：经常多疑，怎么解释也不听。

（3）照顾者角色困难：子女觉得越来越难与老人相处，非常上火，原因在于子女不了解老年人心理变化的特点，未能做好自己的心理调适。

3．心理护理计划

针对王奶奶的问题，养老护理员首先要对子女做心理调适，使子女掌握王奶奶常见的心理变化及应对措施，在此基础上，再对王奶奶进行心理调适。

4．心理护理措施

1）老年心理教育

首先，养老护理员要向子女传授老年心理学的相关知识，让子女知道老年人常见的心理变化现象及因素，从而让子女明白，自家老人出现的一些情况都是正常的，只要采取合理应对措施都可以解决，不必过于忧虑。

其次，养老护理员要帮助子女一起寻找王奶奶产生了哪些心理变化，变化的原因是什么，从而能够"对症下药"，制定有效的护理措施。

2）建立社会支持

（1）沟通。养老护理员要鼓励子女多与王奶奶沟通，沟通过程中要有耐心，认真倾听老人的表达，对老人的不合理要求，要耐心地给予劝解而不能一味地争吵。

（2）陪伴。养老护理员应建议家人在空闲的时候多陪陪王奶奶，如假期带王奶奶出游，陪王奶奶散散步等。如果工作繁忙，则要做到对老人嘘寒问暖，比如下班回来了可以问问老人今天都吃了些什么，看了些什么电视节目或干了些什么，甚至上班时也可以找间隙给老人打个电话，让老人感觉到自己是受关注的。

（3）交友。养老护理员要鼓励王奶奶多出去走走，与街坊邻居一起晒晒太阳，打打牌，交几个朋友。

3）培养兴趣爱好

养老护理员可鼓励王奶奶培养一些健康的兴趣爱好，比如太极拳、老年剑术、广场舞等，既可以起到强身健体的作用，又有利于结交新朋友，克服孤独感。

此外，必要时，可选择带王奶奶看专业心理医师，寻求帮助。

实训演练

张爷爷，62岁，国企领导岗位退休，以前终日为工作忙碌，如今突然闲下来，感到莫名的紧张和焦虑，总是找一些莫名其妙的理由抱怨家人。早上，老伴做了他最爱吃的西红柿炒鸡蛋，吃了将近大半辈子，可最近，他总是吵着说菜太咸。张爷爷的儿子张先生也被列入了父亲的"黑名单"，"以前父亲常鼓励我们要好好工作，现在总是抱怨我们做儿女的工作太忙，不顾家。"

结合所学知识，评估张爷爷的心理变化，并给予心理护理。

拓展学习

根据民政部（2013）发布的《老年人能力评估》征求意见稿（预计正式版很快会得以颁布和施行），老年人能力评估共有4个一级指标，包括日常生活活动、精神状态、感知觉与沟通、社会参与，其中三个与老年人心理有关，能很有效地评估老年人的心理状况，如精神状态评估表，具体内容如下。

B.2.1 认知功能	测验	"我说三样东西，请重复一遍，并记住，一会儿会问您"：苹果、手表、国旗
		（1）画钟测验："请在这儿画一个圆形时钟，在时钟上标出10点45分"
		（2）回忆词语："现在请您告诉我，刚才我要您记住的三样东西是什么？" 答：_____、_____、_____（不必按顺序）
	评分 □分	0分，画钟正确（画出一个闭锁圆，指针位置准确），且能回忆出2~3个词
		1分，画钟错误（画的圆不闭锁，或指针位置不准确），或只回忆出0~1个词
		2分，已确诊为认知障碍，如老年性痴呆
B.2.2 攻击行为	□分	0分，无身体攻击行为（如打/踢/推/咬/抓/摔东西）和语言攻击行为（如骂人、语言威胁、尖叫）
		1分，每月有几次身体攻击行为，或每周有几次语言攻击行为
		2分，每周有几次身体攻击行为，或每日有几次语言攻击行为

续表

B.2.3 抑郁症状	□分	0分，无
		1分，情绪低落、不爱说话、不爱梳洗、不爱活动
		2分，有自杀念头或自杀行为
B.2.4 精神 状态总分	□分	
B.2.5 精神 状态分级	□级	0 能力完好：总分为 0 分 1 轻度受损：总分为 1 分 2 中度受损：总分 2~3 分 3 重度受损：总分 4~6 分

其他一级指标，请参照国家民政部即将颁布的正式版。

能 力 测 评

根据学生听课及【实训演练】的完成情况对学生进行考核。可从知识学习、技能要求和职业态度三个方面进行测评。

项　　目	测评标准		得分
知识学习 （30分）	能否认真听老师讲课　（5分）		
	听课过程中有无提出问题　（5分）		
	能否回答老年人情绪的变化　（5分）		
	能否回答老年人智力的变化　（5分）		
	能否回答老年人人格的变化　（10分）		
技能要求 （50分）	操作是否 标准、规范 （40分）	1. 能否例举生活中的老年人的心理变化的现象（10分）	
		2. 能否对老年人的心理变化进行简单分析（15分）	
		3. 能够为老年人提供心理护理　（15分）	
	操作过程中有无发现或者提出问题　（5分）		
	与同学、老师是否有互动　（5分）		
职业态度 （20分）	热衷于老年人心理的分析　（10分）		
	真诚对待老人，耐心、细心　（5分）		
	语速缓慢、语气适中　（5分）		
总　　分			

任务3　老年人心理变化的影响因素

学习目标

知识目标	了解老年人心理变化的影响因素
技能目标	能够利用相关知识分析老年人心理变化的影响因素
态度目标	热情对待每一位老年人，使之成为一种职业习惯 在细心观察每一位老年人的过程中，获得老年人的信任

情景导入

同事小贾说："最近家里的老太太退休了，精神有点萎靡，我们都尽力去帮助她慢慢调整，尽量给她找些乐子，朋友的周末聚会我都不参加了，就是为了能在家多陪陪老人，可是老人似乎就是不大对劲，不知道哪里出了问题。"同事小秦同样提到："就是啊，自从我家老爷子生病起，家里就没离过人，轮流照顾，可总是不见老人高兴，真是不知道该怎么办才好！"

本案例中小贾和小秦都能意识到老年人需要关爱，尽量满足，可是对其他的影响老年人心理变化的因素了解不够，不但自己苦恼，老人也不舒心，所以全面了解影响老年人心理变化的因素，不仅有助于老年人的生活幸福，而且有利于家庭的和睦。

问题讨论

1. 案例中的老年人为什么会出现这种情况？
2. 你认为是什么影响了老年人的心理变化？
3. 作为家人，应该怎样为老年人解忧？

方法指导

对案例中贾奶奶和秦爷爷进行心理评估、找到心理的影响因素，判定老年人心理状况，制订心理护理计划，为老年人进行心理护理。

知 识 学 习

对老年人心理产生影响的因素有生理因素和社会因素。

1. 生理因素

最先、最直接引发老年人心理变化的因素是身体衰老。虽然每个人衰老的速度不同，但衰老始终是不可避免的，而死亡则是衰老的最终结果。生理的衰老和死亡的逼近对老年人的心理影响是转折性、持久性并带有冲击性的。

1）感官的老化

进入老年期后，感官的老化使老年人对外界和体内的刺激的接收和反应大大减弱，对老年人的心理将产生消极和负面的影响，表现在：一是老年人对生活的兴趣和欲望降低，常感到生活索然无味；二是老年人反应迟钝，感觉不敏锐，由此导致闭目塞听、孤陋寡闻；三是社交活动减少，老年人常感到孤独和寂寞。

2）疾病的增加

各种老年疾病也影响了老年人的心理变化。据统计，65 岁以上老年人，大约 1/4 的人经常患病。即使没有生病，也会因为器官和机能的老化而感觉四肢酸软、身体疲惫或其他不适，这给老年人生活带来了极大的不便，老人们深感苦恼和焦虑。而老年人常患的冠心病、高血压、糖尿病以及各种癌症等疾病，则使他们感到恐惧、悲伤、绝望甚至产生轻生的念头。

3）死亡的威胁

老年人心理障碍出现与死亡的危险和挑战有着密切的关系。死亡是不可避免的，是人生的最终归宿。面对死亡，有些人从容，有些人安详，但大多数老年人会表现出害怕、恐惧和悲观的情绪反应。死亡恐惧症就是一种常见的老年人的心理障碍。

2. 社会因素

1）老年人社会角色的转变

老年期是人生的最后一个重要转折期，其中最突出的特点是由于离退休导致的老年人长期以来的主导活动和社会角色的转变，由此引发老年人的心理发生波动和变化。

（1）职业角色转变为家庭角色

老年人离退休后，从职业角色转入闲暇角色，这种角色转换对老年人的生活和心理是一次很大的冲击。其一，工作是生活的主要收入来源，离退休首先意味着老年人经济收入的减少；其二，职业历程是人们获得满足感、充实感和成就感的重要形式，是实现自我价值的重要途径，而离退休也就标志着老年人正在丧失这一体验；其三，离退休还打破了老年人在工作时养成的特定的生活方式和习惯，常使老人感到茫然不知所措。例如，一位在退休前受人尊敬、前呼后拥的高层领导，突然变成了一个每天上街买菜、回家做饭、照顾儿孙的老大爷，确实需要一定的心理适应期。

（2）从主角转变为配角

老年人退休前，有自己的工作、人际关系和稳定的经济收入，子女在很多地方特别是经济方面依赖于父母，这使老年人在社会上有被认可、被尊重的荣誉感和成就感，在家庭中则有一家之主的权威感。退休后，工作带来的成就感消失，老年人的社会价值下降，从社会财富的创造者转变为社会财富的享受者；同时经济收入的骤减，使老年人从过去被子女依赖转向依赖于子女，在家庭中原有的主体角色和权威感也随之丧失，失落感、自卑感也由此产生。

2）老年人的家庭状况

离退休之后，老年人的生活范围回归到家庭之中，家庭成为老年人的主要活动场所和精神寄托，因此，家庭环境的好坏对老年人的心理将产生重要的影响。

（1）家庭结构的核心化

随着社会经济的发展，人们的生活方式和价值观念，特别是家庭观念和生育观念有了较大的变化，家庭结构也随之发生变化，即从联合家庭逐渐过渡为核心家庭，家庭规模逐渐缩小，许多年轻人成家后自立门户，不再与老人居住在一起。家庭日趋小型化是现代家庭的共同特点。家庭的分化对老年人的生活和心理会产生一定的影响，子女与老人的分居不仅使老年人的日常生活难以得到子女的照顾和关心，对于老年人传统的家庭观念也有较大的冲击，更重要的是这种分居难免使老年人感到寂寞孤独，备尝思念儿孙之苦。

（2）家庭经济状况

对于老年人来说，如果经济环境宽松，有足够的退休金，不仅基本的物质生活得以保障，而且能够自立，对于子女和外界的经济依赖减轻，而显得自信心十足，无用感较弱。相反，如果经济方面拮据，老年人可能会为生计发愁，容易产生焦虑不安的情绪，特别是一些老年人百病缠身，又无钱治疗，处境就更为艰难，时常需要子女或亲友的接济，依赖性较强，使老年人深感自己无用，觉得自己是累赘，形成自卑感。

（3）家庭人际关系

这里的人际关系主要指的是老年人与子女晚辈间的关系。尊重和爱是老年人重要的心理需要，这在与晚辈的交往中可以获得。如果家庭中人际关系和谐，气氛融洽，儿孙们能够对老年人表示出充分的尊重、孝顺，并给予无微不至的关心和照顾，老年人就能因此获得较大的心理满足。

3）老年人的婚姻状况

婚姻对于每个人的生理和心理都会产生很大的影响，因为婚姻本身不仅是繁衍后代，满足性欲的需要，更重要的是可以满足人的心理需要。美满的婚姻、和谐的夫妻关系令人幸福、快乐，使人具有安全感和归属感，而不幸的婚姻则让人悲伤和痛苦。而外界对婚姻的评价也会影响人的心理状态。

离婚、丧偶和再婚是老年人遇到的主要的婚姻问题。

（1）离婚

一般来说，对于要求离婚的一方，离婚后往往感到轻松、如释重负，而被迫离婚的一方则会具有痛苦和被抛弃的感觉，但是双方老人都将面对孤独和再婚的困扰。

（2）丧偶

这对老年人的心理将产生较大的影响，有研究表明，老年丧偶者在配偶去世后 6 个月内的死亡率比平均死亡率高 40%。丧偶后，老年人的心理变化复杂，常常感到悲伤和孤独。许多老年人以泪洗面，悲痛欲绝，还会出现不思茶饭、抑郁、疲乏，甚至因过度悲伤而患病；时间一长，就会倍感寂寞孤独，觉得被世界遗忘和抛弃。

（3）再婚

部分离婚和丧偶的老年人会有再婚的念头，而再婚后也会遇到很多问题，例如，如何适应对方的生活习惯，如何面对双方的子女，等等，这些对老年人的心理都会产生困扰。

当然，除了婚姻本身之外，社会外界对老年人婚姻，特别是对离婚和再婚的评价和看法在一定程度上也会影响老年人的心理，无形中增加了老年人的心理负担。比如，对于老人再婚，社会本应该给予充分的支持和理解，但总有一些老年人的子女或周围的人认为这是"不安分"的表现而横加阻拦，甚至有些子女因为财产继承问题而竭力反对父母再婚。

4）社会环境因素

社会环境对老年人的心理状态也会产生一定程度的影响。营造一个有利于老年人健康、愉快的社会环境，是社会不可推卸的责任，也是衡量社会文明和发达程度的重要标志。

（1）社会风气

尊老爱老是中华民族的传统美德，尤其是现在中国已步入老龄化社会，老年人口与日俱增，整个社会都应该关注、爱护、尊重老年人，形成良好的社会风气，这有利于老年人积极心理的形成。

（2）社会福利

良好的社会福利无疑为老年人幸福安度晚年创造了条件，对老年人的心理也将产生积极影响。但由于传统观念，许多老年人对一些社会福利机构还存在不少偏见，这对老年人的心理也会带来不良的影响。例如，养老院一直被看做是孤寡老人院，是没儿没女、没有亲情和温暖的老年人度过余生的地方，因此，一些老年人非常不愿意去养老院生活，怕被人耻笑和瞧不起，而子女送老年人进养老院也被认为是"不孝"的行为，会遭到道德的谴责，而老年人决定是否去养老院，也往往要经过几番激烈的思想斗争。

操 作 步 骤

对贾奶奶和秦爷爷进行心理评估与诊断，深入了解两位老人的心理状况，分析其原因，并对两位老人进行心理护理。

1. 心理评估

1）基本资料

养老护理员需要对贾奶奶及秦爷爷的年龄、职业、婚姻状况、家庭结构、受教育程度等做全面的了解。

2）病人对健康状况的感知

养老护理员可以通过访谈或观察，获得两位老人尤其是秦爷爷对自己疾病的感知，观察其是否出现了对疾病的恐惧心理，是否对疼痛难以忍受等。

3）角色关系

案例中，小贾与小秦作为晚辈都意识到老人需要关爱，都做到了悉心照顾；

但养老护理员还要进一步了解两位老人与亲朋好友及街坊四邻的关系与相处模式，既可以通过与老人交谈直接获取这方面信息也可以间接询问小秦小贾，并注意观察。

4）情绪情感状态

两位老人均表现出情绪低落、不开心。

2. 心理诊断

1）贾奶奶的心理护理诊断

（1）贾奶奶是在退休后出现的精神萎靡，可能是退休前未做好充分心理准备以致退休后难以适应生活模式的转变。

（2）小贾尽管意识到母亲需要关爱，也放弃周末朋友聚会选择陪伴母亲，但母亲依然不快乐，原因是小贾并未真正明白母亲的心理需求，母亲需要关爱，但小贾的方式可能存在问题，另外，母亲可能会因退休后的无用感、无助感而导致精神萎靡。

综上，贾奶奶可以确诊为离退休综合征，但具体致病因素，还需要养老护理员作进一步深入调查了解。

2）秦爷爷的心理护理诊断

秦爷爷是在生病后总也快乐不起来，可能是由于对疾病的恐惧感、过度担忧而使心情沉重，也有可能是疾病带来的疼痛或不适，使秦爷爷不快，具体原因需要养老护理员作进一步了解，但可以确定生病是秦爷爷产生不快的根源。

3. 心理护理计划

小贾和小秦虽然都意识到老年人需要关爱，也做到了悉心照顾、陪伴在侧，但是效果不明显，原因就在于，他们都没有弄明白老年人真正的需求，所以，养老护理员首先要帮助小贾和小秦找到两位老人心理变化的症结所在，弄清他们的心理需求，方可进行心理护理。

4. 心理护理措施

1）建立良好的护患关系

（1）对于贾奶奶，养老护理员要主动接近她，陪她聊天，适时引导她聊一下退休前的情况，在这个过程中，养老护理员要少说多听，注意观察贾奶奶的情绪变化，做好记录；同时，以点头、眼神注视或简短的话语作为对贾奶奶的回应，表现养老护理员的真诚或感同身受。这样，一方面可以获得贾奶奶的信任，另一方面可以通过谈话探知贾奶奶的内心真实感受。

（2）对于秦爷爷，养老护理员要做到嘘寒问暖，让秦爷爷感觉到护理员的真诚；同时，鼓励秦爷爷表达感受并表示理解。

2）了解老年人的心理需求

通过与老年人的谈话及观察，养老护理员要正确分析老年人的心理需求。

（1）对于贾奶奶，养老护理员需要确认，贾奶奶的精神萎靡，是因为退休后无事可做产生的失落感，还是就是像小贾认为的缺少关爱，只是小贾及家人的陪伴方式不能满足贾奶奶的需求，抑或是还有其他原因。

（2）对于秦爷爷，养老护理员需要弄清，秦爷爷的不快，是因为害怕自己的病无药可救，还是疾病带来的疼痛难以忍受，还是有其他放不下的心事。

3）满足老年人合理的心理需求

（1）对于贾奶奶，如果她是因为退休后无事可做而感觉无用、失落，则可以建议其在自己身体情况允许的条件下，找一份工作，发挥余热；另外，也可以鼓励她培养一些兴趣，做一些年轻时想做没做的事，充实自己的生活。如果贾奶奶是因为退休后孤独无助，养老护理员要及时与小贾沟通，建议小贾多与母亲交流，了解母亲的喜好，尽可能选择母亲感兴趣的话题聊，选择母亲热衷的活动玩，而不是无目的地陪伴。

（2）对于秦爷爷，针对他对疾病的恐惧感，可鼓励他做一些身体能承受的运动，如打太极或老年瑜伽，一方面可以强身健体，另一方面也可以修身养性，同时，也可以转移老人注意力，避免他没事总是琢磨自己的病；对于老人的疼痛感，一方面要让他明白疼痛是正常的，不要担心，另一方面可以在医生的指导下服用一些止痛药。

4）对老年人进行健康教育

（1）对于贾奶奶，要让她明白，退休是必然的，但退休后并不是无用，而是新生活的开始，仍然可以发挥余热为社会、为家庭做贡献；同时，引导她转变思路，想想退休后，可以做一些自己以前想做而没时间做的事，可以与儿孙共享天伦之乐，何乐而不为？

（2）对于秦爷爷，一方面，要对他进行生死教育，使他明白生老病死是自然现象，从而引导他坦然接受疾病甚至是死亡；另一方面，要向秦爷爷详细报告他的病情，并向他说明他所患的病是怎样的病，消除他的胡乱猜疑。

实 训 演 练

赵爷爷，67岁，自从退休以后，不但精神不好，身体也每况愈下，只是半年的时间，原来身板硬、腿脚灵的赵爷爷就变得老态龙钟，整天不是头疼就是脑热，走路的时候总想弯着腰。原来紧张有序的生活没有了，车间里同事之间的欢声笑语也没有了，取而代之的是吃饭、休息、看电视。赵爷爷经常一边哀叹自己老得不中用了，一边看着从医院带回来的一堆药发呆，似乎哪一种药都治不了他的心病。

请结合操作步骤，对赵爷爷进行心理分析，找到造成赵爷爷心理变化的因素，并对其进行心理护理。

拓 展 学 习

老年人是有能力解决自己心理困扰的，养老护理员应指导老年人进行自我心理调适，老年人进行自我调适的方法如下。

1. 做情绪的主人

心理学家研究证实良好的情绪和精神状态对健康长寿有非常重要的意义，生理学家观察也表明良好的精神状态和情绪对人的衰老起着延缓作用。

2. 把快乐掌控在自己手中

老年人要培养"五乐"精神：即"助人为乐"、"知足常乐"、"自得其乐"、"与众同乐"、"劳动中乐"。但是，快乐的心情不会自己送上门来，需要自己去培养和寻找。

3. 勇当"老顽童"

把思想从沉默等待、孤独乏味中解放出来。充实自己的生活，积极地去寻找快乐，勇敢地到社会中去，到朋友中去，以自己独特的方式去生活，使自己永葆一颗"青春"的心。

4. 放弃孤独这一专利

老年人要设法跳出孤独圈，不再把孤独当成自己的专利。跳出孤独圈的最好办法就是积极地适应新的变化，自信有能力建立新的生活。要多与外界接触、联系，参加适合老年人的聚会，打拳、下棋、交同龄的退休朋友，多与人交流，自我丰富日常生活，这样就会慢慢跳出孤独的圈子。

5. 自修快乐宝典

古人说"忧则伤身，乐则长寿"，可见老年人应该常使自己保持愉快的心情，就要做到自得其乐，知足常乐。

6. 笑，让时光倒流

笑是一种人类生存的能力，一个人的发笑能力同样可以显示出他的健康状况。笑已成为衡量身体健康的另一种有效的指示器。怎样才能从笑中获得长寿呢？

首先，要有寻找笑的主观意愿。

其次，老年人要尽量去寻找笑的机会。每天笑 12~15 分钟。如阅读有趣味的书、漫画、看喜剧表演等。

另外，在困难及紧要时刻去追求笑：当生活中发生意外不幸事件或处在病魔缠身的恶劣心情和悲痛中时，依然笑容灿烂。一旦你运用了笑，那么不管你将遭遇到何种痛苦的处境，你都能够经受得住并生存下去。

7. 摆脱依赖心理

依赖心理是一种消极和缺乏自信心的表现，对健康是不利的。

8. 要有海纳百川之胸怀

老年人要加强性格修养，要培养心胸宽阔的境地，要有自我控制能力，要有涵养，尽量体谅别人，不要苛求别人，尊重别人而不斤斤计较，主动建立良好的人际关系。

能 力 测 评

根据学生听课及【实训演练】的完成情况对学生进行考核。可从知识学习、技能要求和职业态度三个方面进行测评。

项 目	测评标准	得分
知识学习 （30分）	能否认真听老师讲课 （5分）	
	听课过程中有无提出问题 （5分）	
	能否回答生理因素对老年人心理的影响 （5分）	
	能否回答社会因素对老年人心理的影响 （5分）	
	能否知道婚姻状况对老年人心理的影响 （10分）	

（续）

项　　目	测评标准		得分
技能要求 （50分）	操作是否 标准、规范 （40分）	1. 能否例举生活中影响老年人心理变化的因素（10分） 2. 能否分析影响老年人心理变化的因素（15分） 3. 能为老年人提供心理护理　（15分）	
	操作过程中有无发现或者提出问题　　（5分）		
	与同学、老师是否有互动　　（5分）		
职业态度 （20分）	具备从事老年服务工作的职业抱负（10分）		
	真诚对待老年人，细心、耐心（5分）		
	语速缓慢、语气适中（5分）		
总　　分			

课后练习题

一、选择题

1. 人的心理过程不包括（　　　）。

   A. 认知过程　　　　B. 个性　　　　　　C. 情感过程　　　　D. 意志过程

2. 下列属于个性心理特征的是（　　　）。

   A. 能力　　　　　　B. 需要　　　　　　C. 动机　　　　　　D. 兴趣

3. 下列属于老年人常见的心理误区的是（　　　）。

   A. 心理咨询和心理治疗是一个长期的过程

   B. 药物的调整要听从医嘱

   C. 精神病人才应该看心理医生

   D. 人到老年也可以发挥余热，找到自己的价值

4. 下面对于老年人的心理变化说法不正确的是（　　　）。

   A. 感知觉随着年龄增长而逐渐衰退

   B. 老年人的情绪控制能力变差

   C. 老年人描述的负性情绪增多

   D. 老年人的智力出现全面的衰退

   5. 李奶奶，退休后整天待在家里不愿出门，在家里对家人动不动就会发脾气。如果出去碰见以前的同事没有打招呼，回家后就生气地说：别人瞧不起自己。

李奶奶的这种心理变化是由于（　　　）造成的。

    A. 躯体的衰退　　　　　　　B. 社会角色的转变

    C. 婚姻状况的改变　　　　　D. 家庭关系的紧张

6. 过分讲究吃、喝、玩、乐，时常暴饮暴食，夜间玩到很晚，缺乏卫生保健知识，易发生心理与行为偏离而导致疾病的应该属于（　　　）。

    A. 事业型老年人　　　　　　B. 堕落型老年人

    C. 原有生活方式改变的老人　D. 享乐型老年人

7. 老年人很爱回想年轻时的事情说明老年人的（　　　）保持比较好。

    A. 机械记忆　　B. 再认　　　C. 近事记忆　　D. 远事记忆

8. 心理学的研究任务不包括（　　　）。

    A. 描述　　　　B. 解释　　　C. 预测　　　D. 改变

9. 个性心理特征的核心是（　　　）。

    A. 能力　　　　B. 气质　　　C. 性格　　　D. 信念

10. 应对老年人常见的心理变化，下列措施不正确的是（　　　）。

    A. 对于老人及家属给予心理健康知识的宣教

    B. 家人对老年人无缘无故地发脾气不予理睬

    C. 老年人应该培养自己的兴趣爱好

    D. 老年人应该有自己的社交圈

二、判断题

1. 心理学的研究任务一般为分析人的心理现象，揭示心理活动发生、发展、变化的规律，并把它们运用到日常生活和工作中去，维护人的心理健康，预防和治疗心理疾患。（　　　）

2. 人对于客观事物的态度体验是人的认知过程。（　　　）

3. 个性心理特征是决定个体对事物的态度和行为的内部动力系统，是具有一定的动力性和稳定性的心理成分。（　　　）

4. "是药三分毒"所以一旦病情好转就可以自己将药物停掉。（　　　）

5. 老年人的情绪控制能力增强。（　　　）

6. 老年人的需要是多元化的。（　　　）

7. 家庭结构的改变让老年人的孤独感增加，现在逐渐增多的家庭类型是核心型。（　　　）

8. 离退休的老年人出现一些不良的心理反应是因为社会角色转变带来的不适应。(　　)

9. 家人与老年人之间的关系是否和谐对于保证老年人心理健康起着十分重要的作用。(　　)

10. 老年人身体的衰退性变化可能引起老年人的心理变化。(　　)

老年人常见心理问题的护理

随着经济的发展和生活水平的提高，我国人均寿命逐年增加，如何提高老年人群体的心理健康水平，使老年人身心愉快地安度晚年，已成为学术研究领域研讨的重要课题之一，而老年期是人生的特殊时期，也是身体及心理极易出现问题的时期。

任务 1　老年人常见心理问题

学习目标

知识目标	了解影响老年人心理健康的因素 了解老年人常见的心理问题
技能目标	能够评判老年人遇到了哪种心理问题 能够分析影响老年人心理健康的因素
态度目标	热情对待每一位老年人，使之成为一种职业习惯 在细心观察每一位老年人的过程中，获得老年人的信任

情景导入

　　刘爷爷，今年64岁，他一生勤俭节约，年轻时话不多但是爱笑，脾气很好。大概是10年前退休后，脾气越来越差。5年前和孙子生活在一起，当时孙子和他经常吵架相处很不好。之后做过一次胃部手术，术后康复良好，本以为这次手术后他会珍惜晚年生活，尽情享受晚年生活，然而他对于钱越来越吝啬，根本不知道享受生活，并且经常批评家人，看不惯一切，非常愤世嫉俗。

问 题 讨 论

1. 刘爷爷心理健康吗?
2. 怎样指导刘爷爷调节心理状态?
3. 心理护理对刘爷爷有什么重要意义?

方 法 指 导

按照心理护理程序,包括心理评估、心理诊断、心理护理计划、心理护理措施四个步骤,对案例中刘爷爷进行心理评估,并做出心理诊断,制订心理护理计划,选用心理护理措施。

知 识 学 习

1. 对老年人心理健康产生影响的因素

1) 角色转变

这是老年人离退休后的心理不适应之一。离退休虽然是一种正常的角色变化,但不同职业群体的人对离退休的心理感受却不太一样。据调查,工人退休前后心理感受变化不大,他(她)们退休后摆脱了沉重的体力劳动,有更充足的时间料理家务、消遣娱乐和结交朋友,并且有足够的退休金和公费医疗,所以心理比较满足,情绪比较稳定,社会适应良好。但退休干部的心理状况就不大相同了,这些老干部在退休之前,有较高的社会地位和广泛的社会联系,其生活和重心是机关和事业,离退休后的生活重心变成了家庭琐事,广泛的社会联系骤然减少,特别是一些领导岗位退下来的老干部更是感到很不习惯,很不适应。

2) 经济状况

经济基础是保证老年人正常日常生活和享受健康的基础,我国老年人的经济收入一般都低于在职人员,加上医疗服务费用的逐渐上升,使老年人的经济来源缺乏独立可靠的保障。老年人的经济来源主要靠自己的劳动和儿女供给,对于丧失劳动能力、儿女收入不佳的老年人而言,经济问题更加突出。经济收入的不足,社会地位不高,直接影响了老年人的营养、生活条件和医疗卫生服务的享受,从而影响了其身心的健康。

3）家庭环境

家庭是人类生活的最基本单位，老年人离退休后，从社会转向家庭，家庭便成为老年人最重要的精神、物质和生活的依托。因此家庭对老年人具有特殊的意义，对老年人的身心健康也具有重大的影响。然而许多老年人由于丧偶、独居、夫妻争吵、亲友亡故、婆媳不和、突发重病等意外刺激，生活于"空巢家庭"或不愉快的家庭之中，从而不仅导致生活上的诸多不便，而且在心理上也产生了许多问题，最终直接或间接地影响了老年人的身心健康。

4）身心衰老

具有价值观念和思想追求的老年人，通常在离开工作岗位之后，都不甘于清闲。他（她）们渴望在有生之年，能够再为社会多做一些工作，所谓"退而不休，老有所为"，便是老年人崇高精神追求的真实写照。然而，许多志高不减的老年人，身心健康状况却并不理想。他（她）们或者机体衰老严重，或者身患多种疾病，有的在感知、记忆、思维等心理能力的衰退方面也非常明显，这样使得一些老年人陷入深深的苦恼和焦虑之中，从而影响他（她）们的身心健康。

2. 老年人常见的心理问题

1）失落心理

有些老年人离开领导岗位或工作岗位后，赋闲在家，少了昔日的"前呼后拥"，说话少了分量，办事多了难度，有时感到"人走茶凉"，产生"无可奈何花落去"的失落感。

2）自卑心

由于退休后经济收入减少，社会地位下降，感到不再受人尊敬和重视了，而产生自卑心理，表现为发牢骚、埋怨，指责子女或过去的同事和下属，或是自暴自弃。

3）怀旧心理

退休后，老年人清闲下来，总是喜欢回忆过去，对过去的事情感到美好难忘，而对一些新的思想、观念感到难以接受，常常因一些新生事物困惑不解，甚至大动肝火。

4）无价值感

对退休后的无所事事不能适应，认为自己成了家庭和社会的累赘，失去存在的价值，对自己评价过低。

5）不安全感

有些老年人对外界社会反感，有偏见，从而封闭自己，很少与人交往，同时，也产生孤独无助的感觉，变得恐惧外面的世界。

6）老年性精神障碍

有些老年人，如果缺少规律的生活，又很少参加群体活动，或是家庭中夫妻关系、亲子关系不和，生活没有愉悦感，就可能诱发各种精神障碍，如神经衰弱、焦虑症、抑郁症、疑病症、恐惧症、强迫症、癔症等。总的来看，老年期的精神障碍发病率略高于其他年龄段。

操作步骤

对案例中的刘爷爷进行心理评估、诊断，并进行心理护理，具体方法如下。

1. 心理评估

病史：做过一次胃部手术，术后康复良好。

症状：退休后脾气暴躁，和家人关系紧张，吝啬、愤世嫉俗。

其他：收集刘爷爷的年龄、职业、家庭结构、性格、与亲朋好友的关系等资料，以及最近发生的重大事件。

2. 心理诊断

（1）脾气暴躁，与家人关系紧张。

（2）吝啬，不懂安享晚年生活。

（3）心态不平和，愤世嫉俗。

3. 心理护理计划

案例中刘爷爷的问题是老年人中常见的一般心理问题。在护理过程中，主要考虑以下三个方面：一是改变刘爷爷的负性思维；二是指导刘爷爷处理好与家人的关系，保持家庭和睦；三是指导刘爷爷发展自己的兴趣爱好。

4. 心理护理措施

1）改变负性思维

案例中，刘爷爷因退休无法接受现实，脾气越来越差，而出现一系列的不良状况。退休的老年人经常会出现一些异常行为，被称为"心态失衡"。养老护理员应努力改变其负性思维，让其明白退休不是被遗弃，而是给更多的年轻人提供岗位，让年轻人为社会、为国家来奉献自己的聪明才智。退休老年人也可以发挥余热，继续为社会做贡献。老年人也应淡泊名利，健康享受生命的每一天。

2）建立和谐的家庭关系

老年人退休在家后，家成为老年人活动的主要场所。老年人对待晚辈要宽容、大度，不能倚老卖老，也不能过多干涉晚辈们的生活，对他们指手画脚。当然，晚辈也要了解老年人的心理状态，体谅老年人身体的衰老和能力降低的现实，对老年人要有更多的耐心和体贴。晚辈应给老人们创造一个祥和、有保障的晚年生活，让老人们有所依靠。

3）培养兴趣爱好

养老护理员应帮助老年人注意安排好晚年生活，丰富老年人的文化生活，培养适合的兴趣爱好，如广场舞、种花、钓鱼、书法、摄影、下棋、集邮等，以便增加心理寄托，缓解紧张情绪。也可以在坚持原有作息规律的情况下，做一些力所能及的事，适当参加体力劳动和体育活动，尽量避免不良事件对老年人的强烈刺激。

实 训 演 练

赵爷爷，65岁，退休好几年，子女忙于工作，没时间陪他，老伴走得早，他自己在家整天闷闷不乐，常念叨老伴，回忆以前的事，睡眠质量差，身体健康状况不好。

请对该老人进行心理护理。

拓 展 学 习

1. 老年人所具有的特殊的心理特征

1）老年人小心谨慎

（1）重视准确、忽视速度。心理学家发现：老年人在做一件事情时，往往比较重视完成任务的准确性即比较注意避免犯错误，而对完成任务所花时间的长短并不是很在意。生活中老年人常常嫌年轻人做事毛手毛脚，不够踏实认真。

（2）不会轻易冒险。老年人表现在行动上的另一种小心谨慎就是做事稳扎稳打，轻易不愿冒风险。这也是一般人对老年人的一种印象深刻的看法。心理实验证实：老年人宁拿较低的工资，也不愿冒较大的风险去选择一份有机会得到高工资的工作。

2）老年人较"固执"

进入老年期之后，人的活动能力和生理机能就开始逐渐衰退。许多在年轻时意气风发、活泼向上的人，到了老年期之后就变得低沉、缓慢和淡漠。此外，老年人由于一生经历众多，经验丰富，因此其性格特点就更为突出。随着时间的推移和个人思想的逐渐成熟，老年人的世界观、人生观和价值观都逐渐成型，有了自己独特的为人处世的模式。那些不了解老年人身心特点和个性特点的人就会感觉到老年人是越来越冥顽不化和固执己见了。

3）老年人爱"唠叨"

俗话说：树老根多，人老话多。老年人一旦上了年纪之后，说话就开始重复，早就过去的一件小事也会唠叨个不停，而且对自己的想法和观点还深信不疑，决不屈从别人的意见。这个时候，老年人为了排除寂寞，也会借助重复和唠叨的语言为自己的生活增添一点热闹的气氛。老年人最善于津津乐道的就是自己的陈年往事，自己以前取得的成绩，这都是为了能得到一点心灵上的慰藉，以解脱现时的空虚和无奈。

4）老年人的"怀旧情绪"

对于过去的时光和以往美好时代的怀念之情，感染着全世界的老人们。这种现象也可以理解为多数老年人对不断变化、急剧动荡的当今时代感觉到无法适应，从而企图逃避现实的一种方式。

古语说得好：树高千尺，落叶归根。人到老年，仿佛思想就开始退步，不再像年轻时那样憧憬未来，而是开始对自己几十年走过的路进行回味和自我评价，说的话和做的事都带着浓厚的怀旧色彩。由于退休之后突然之间就失去了生活奋斗的目标，生活的节奏也骤然放慢，老年人的心态渐渐地进入到一种安详和宁静的停滞状态。

许多老年人还会觉得和他们同辈的人相处更舒服，和那些曾经共度人生、逸事，特别是幼年一起长大的同伴，他们会觉得更为亲切，因为他们之间有更多的共同语言和共同回忆。

5）老年人的"返老还童"

有的老年人，虽然已年届花甲，生理机能日渐衰退，体力也大不如前，从外表来看已经是一个典型的老年人形象了，然而他们的内心和言行举止表现得却像一个不谙世事的小孩，如像《射雕英雄传》中的老顽童周伯通一样。

这些老年人与那些承认自己已经衰老的老年人不一样,他们的脾气和性格随着年龄的变大反而越来越幼稚起来,时常表现出与实际的生理年龄不相称的语言和行为。如在自己的亲戚、朋友面前显得不拘小节,蛮不讲理;情绪激动,得理不饶人;对生活中的事物表现出前所未有的兴趣和好奇心;常主动要求别人过多的照顾和关怀;总是要求老伴或子女陪在身边;挑剔饮食等。

6)老年人的依赖心理

由于生理和社会上的一些客观原因,老年人在独立性与依赖性两者之间的斗争中,会不自觉地向依赖性方面转化。一个老年人通常都会想去操纵一位自认为比他强的人,这样他就会得到一位保护者,也就可以减低他自己的紧张和忧虑,得到一定的满足感。同时这位保护者还可以协助他面对那些具有威胁性的环境。一旦找到了这样的人,或当这些需求得到满足时,老年人的心理压力便会大大减少,而且焦虑不安的感觉也会逐渐消失。

在老年人的老化过程中,有三种典型的依赖:

(1)经济上的依赖:产生于老年人不再是一位家庭中的主要收入者,而必须依赖退休金与社会救济金或者是社会福利、家庭赠予时。

(2)生理上的依赖:产生于当老年人的身体功能逐渐衰退,而且不再允许他做那些必要的活动时,如散步、逛街购物、走亲访友等。

(3)社交上的依赖:产生于当老年人失去了在他生活上具有重要意义的那些人时,这种情况使得老年人降低了对社会的认识,减低了个人的力量,并且限制了老年人的社会活动范围。

2. 老年人常见的心理需求

1)依存需求

老年人在离退休之前,生活在各种大大小小的工作群体、朋友群体中,他们的交往、归属等需要多多少少都能得到一定程度的满足。而退休之后,离开了原来的工作群体,与朋友的交往也显著减少了。在这种情况下,家庭就成了他们的主要活动场所和精神寄托的地方。然而由于年老体弱,老年人在家中的大部分时间还是无所事事,而自己的子女也都成家立业,不在他们身边,因而他们很容易产生失落感和孤独感。在与外人的关系中,他们渴望在生活上能够得到照顾与帮助,在心理上尤其情感上能够得到温暖与关怀。

2）自尊需求

离退休或丧失劳动能力的老年人，社会角色发生了很大的变化。变化之一就是他们由供养者变成了被供养者。这个时候，作为他们虽然觉得自己进入老年，工作能力和经济收入都不及以前，但还是非常希望子女像以前一样尊重自己，至少不能把自己当成未成年的孩子甚至是一个废人来看待。

3）求助需求

老年人随着年龄的增大，健康状况的退步，活动和生活自理能力都逐步下降，这时候越来越需要别人的帮助与照顾。这种需求如果得不到满足，他们就会产生忧郁、怨恨等消极情绪，甚至会产生被遗弃的感觉。

能 力 测 评

根据学生听课及【实训演练】完成情况对学生进行考核。可从知识学习、技能要求和职业态度三个方面进行测评。

项　　目	测评标准		得分
知识学习（30分）	能否认真听老师讲课　　（5分）		
	听课过程中有无提出问题　　（5分）		
	能否回答影响老年人心理健康的因素　　（10分）		
	能否回答老年人常见的心理问题　　（10分）		
技能要求（50分）	操作是否标准、规范（40分）	1. 接待老年人　　（5分） 2. 评估老年人常见心理问题　　（10分） 3. 分析老年人心理问题的影响因素　　（10分） 4. 能科学对老年人进行心理护理　　（10分） 5. 结束总结　　（5分）	
	操作过程中有无发现或者提出问题　　（5分）		
	与同学、老师是否有互动　　（5分）		
职业态度（20分）	遵循心理护理程序，尊重心理护理科学观念　　（8分）		
	真诚对待老年人，有耐心又细心　　（6分）		
	语速适中，语气温和　　（6分）		
总　　分			

任务2 老年人抑郁及心理护理

学 习 目 标

知识目标	了解老年抑郁症的临床表现 了解老年抑郁症的心理护理措施
技能目标	能够使用所学知识，初步判断老年人是否有抑郁迹象 能够对老年抑郁症患者进行心理护理
态度目标	热情对待每一位老年人，使之成为一种职业习惯 细心观察每一位老年人，尽可能做到早发现、早送诊

情 景 导 入

张奶奶，67岁，一直是一位和蔼可亲的老太太，对邻居都很好。但是最近一年来，大家都觉得张奶奶好像变了个人似的，不爱运动、动作缓慢僵硬，很少的家务劳动需要很长的时间才能做完，也不爱主动讲话，每次都以简短低弱的言语答复人家。有时，坐在椅子上长时间不动，好像沉浸在自己的世界中。问她最近做过什么活动，想好长时间却回答说，记不起来了。

后来，家里人带张奶奶去看心理医生。在经过细致询问患者和家属后，医生发现张奶奶是因老伴去世遭受了巨大的精神打击，再加上其他一些不良因素，患上了抑郁症中的迟滞性抑郁症。

问 题 讨 论

1. 张奶奶是抑郁症吗？
2. 如何对张奶奶进行心理护理？

方 法 指 导

根据所收集的案例中张奶奶的信息，对张奶奶进行心理评估，判定张奶奶是否抑郁，并做出心理护理计划，采取有效措施对张奶奶进行心理护理。

知 识 学 习

1. 抑郁症和老年人抑郁症

抑郁症是以持久（至少 2 周）的情绪低落或抑郁心境为主要特征的一类心理疾病，其临床表现为：轻型病人外表如常，内心有痛苦体验；稍重的人可表现为情绪低落、愁眉苦脸、唉声叹气、自卑等。有些患者常常伴有神经官能症症状，如注意力不集中、记忆力减退、反应迟缓和失眠多梦等症状。

老年人抑郁症一般是指存在于老年期（≥60 岁）这一特定人群的抑郁症。抑郁症是老年人最常见的精神疾病之一。目前老年人的抑郁疾病和年轻人不相上下，因为老年人的心情更容易受到外界的影响。

2. 老年人抑郁症的临床表现

老年人抑郁症的表现与年轻人抑郁症的表现有所不同，具体表现如下。

（1）疑病性

表现为以自主神经症状为主的躯体症状，对正常躯体功能的过度注意，常涉及消化系统症状，便秘、胃肠不适是此类病人最常见也是较早出现的症状之一。

（2）激越性

最常见于老年人，表现为焦虑恐惧，终日担心自己和家庭将遭遇不幸和一些不切实际的想法，大祸临头，搓手顿足，痛苦难言不能自制行为，夜晚失眠；最危险的病理意向活动是自杀。

（3）隐匿性

老年抑郁症病人大多数以躯体症状作为主要表现形式，最常见的躯体症状有睡眠障碍、食欲下降、体重减轻、胃肠道不适、便秘、颈背部疼痛、心血管症状等临床无法检查出相应疾病的症状体征，情绪低落不太明显，因此极易造成误诊。

（4）迟滞性

即行为阻滞，通常以随意运动缺乏和缓慢为特点，肢体活动减少，面部表情减少、思维迟缓、内容贫乏、言语阻滞。表现为闷闷不乐、愁眉不展、终日唉声叹气、有孤独感、对外界无动于衷。

（5）妄想性

有一部分患者抑郁症状比较严重，可能会出现妄想或幻觉，看见或听见不存在的东西；认为自己犯下了不可饶恕的罪恶，听见有声音控诉自己的不良行为或谴责自己，让自己去死。由于缺乏安全感和无价值感，病人认为自己已被监视和迫害。

（6）自杀观念或行为

自杀是抑郁症最危险的症状。抑郁症病人由于情绪低落、悲观厌世，严重时很容易产生自杀念头。由于病人思维逻辑基本正常，实施自杀的成功率也较高。据研究，抑郁症病人的自杀率比一般人群高20倍。

抑郁症老年人的情感症状可能并不明显。突出的会表现为各种身体的不适，以消化道症状较为常见，如食欲减退、腹胀、便秘等，还会有头痛、胸闷等症状；常常会纠缠于某一躯体主诉，并容易产生疑病观念，进而发展为疑病、虚无和罪恶妄想，但内科检查却发现没有大的问题，相应的治疗效果也不明显。再加上老年人由于不想给子女带来麻烦，往往隐瞒病情，或者家人的忽视，认为这种状况是老年人身体状况的自然发展，这都是造成人们错过治疗抑郁症最佳时机的主要原因。

3. 老年人抑郁症的心理护理

1）心理干预

子女工作繁忙，缺乏对父母等老年人的照顾，容易导致老年人性格发生消极变化，如焦躁、多疑等悲观厌世的情绪。排除部分由于器质性疾病所引起的情绪变化外，很大一部分人是抑郁症的前兆。向老年人及家属提供心理指导、家庭支持危机干预及应对措施，调整老年人与家属之间的情感表达方式，能改善抑郁患者的家庭环境，提高家庭成员之间的亲密度，增强情感上相互支持的能力，更好地应对困难；化解矛盾，动员自身防御功能，帮助老年人克服困难，渡过逆境，使环境因素的不良影响减少到最低限度。

2）情感关怀

对老年抑郁患者的日常照顾要有极大的爱心、耐心，与患者沟通时说话语速要慢，让老年人听得懂，以免造成其误会而引起患者不愉快。患者提出问题时养老护理员要特别专心听并与患者确定问题，及时解决问题。在照顾和护理患者时要用情感温暖他们，不嫌弃他们，并尊重他们的生活习惯、宗教信仰等。

3）心灵沟通

老年抑郁症患者的护理不单是对老年人生活上的照顾，还应包括对老年人心理上的支持、理解和鼓励。深入了解患者的心理世界，理解和体会患者的情绪和思维方式有助于对患者的心理护理。因此，针对抑郁症患者的护理，首先要表示对患者的理解，得到患者最大的信任，让患者感到被理解、尊重和接纳。在交流过程中，要认真聆听患者的倾诉，重视患者所提出的每一个问题并认真回答，适当地表示理解，摒弃偏见，不做任何价值批判。在得到患者信任的基础上，让患者充分表达自己，宣泄其不良情绪。对患者的积极行为和积极态度表示肯定，引导他们对积极向上的生活态度的向往。鼓励老年人谈论自己过去发生的事情，及通过看老照片和收藏的纪念物品，听老歌曲等唤起老年人对往事的记忆，以促进老年人与养老护理员进行交谈。

4）营造社会支持

社会和家庭支持也是老年抑郁症的重要保护因素。从老年抑郁症患者的康复角度来讲，家属所起的作用是十分重要的。要对亲友进行宣教，提高亲友对疾病的认识，让其亲友认识到抑郁症不是思想病，也不是"装病"，要理解老年人的痛苦，不对患者指责批评。鼓励老年人亲友在精神上、行动上给予老年人理解和支持，鼓励其亲友常来看望老人，给予患者身心关怀，能让老年人感受到亲情的温暖，得到精神上、心理上的安慰。使老年人感到生活有意义、有兴趣、有安全感，使老年人生活在一个和谐的家庭和社会环境，可以帮助他们树立生活的信心和战胜疾病的勇气。

操 作 步 骤

对案例中张奶奶进行心理评估、诊断，并进行心理护理，具体方法如下。

1. 心理评估

症状：不爱运动、动作缓慢僵硬，冷漠、思维迟缓、记忆力减退。

其他：收集张奶奶的年龄、家庭结构、性格、与亲朋好友的关系等资料，以及最近发生的重大事件。

2. 心理诊断

（1）兴趣丧失、无愉快感。

（2）精力减退及疲乏感。

（3）精神运动性迟滞。

（4）自觉思考能力下降。

3. 心理护理计划

对张奶奶的护理,主要考虑三个方面:一是日常生活的护理;二是记忆障碍的护理;三是社会支持的营造。

4. 心理护理措施

1)日常生活的护理

因张奶奶动作迟缓,可减少其劳动量,保证在其身体承受的范围之内。

2)记忆障碍的护理

针对张奶奶记忆力减退、反应迟缓等症状,养老护理员要有充分的耐心和爱心,鼓励她回忆往事,并做一些有益于提高记忆力的小游戏,比如棋牌游戏、倒着数数、做笔记等方法。可根据患者的喜好来选择多种游戏,帮助患者逐渐改善记忆力。

3)社会支持的营造

养老护理员可向张奶奶的家人、亲戚朋友进行抑郁症知识的宣教,提高大家对抑郁症的认识,并能够对张奶奶给予关心和爱护。家人能经常陪伴在张奶奶身边,能经常举行家庭聚会或者一起外出游玩,帮助张奶奶重新建立生活的信心和热情。

实训演练

76岁的李爷爷因中风导致口舌歪斜,偏身麻木而引发抑郁症。近一段时间来,李爷爷老是心不在焉、记不住事,对家人也漠不关心,以前喜欢做的事情也不感兴趣了。李爷爷得病后常常心情不好,整天想自杀,安眠药都吃两次了,幸好都发现及时才救回一条命。家人把药收起来,李爷爷就去离家不远处的小河跳河,也被路人救回。家里子女都哭着求他,但李爷爷却不为所动。李爷爷的儿女轮流在家看着他,为此耽误了正常的工作。大家都说,时间长了也要得抑郁症了。

请结合【知识学习】的相关内容,分析李爷爷患病的心理诱因,并对李大爷拟定初步的心理护理方案,采取有效措施对李爷爷进行心理护理。

拓展学习

解决老年人的抑郁症问题,除养老护理员给予专业的护理之外,家庭护理不容忽视,如何对抑郁症老年人进行家庭护理?具体方法如下。

1) 生活护理

生活护理是老年抑郁症患者护理的最基本工作。抑郁症患者常伴有睡眠障碍，夜间入睡困难、清晨早醒为比较常见的临床特征。抑郁症患者临睡前表现为忧郁、焦虑以及不安。此时，养老护理员与家属应注意观察抑郁症患者的睡眠状况，发现患者情绪出现问题时养老护理员与家属应给予更多的支持和鼓励，例如，在其身边陪伴、劝导，同患者进行谈心，展开轻松、愉悦的话题，这样可使患者产生愉快的心理以及安全感，能够有效降低焦虑情绪，促进患者的睡眠质量。抑郁症患者在清晨易早醒，临床表明，抑郁症患者自杀所选择的时间多在清晨，因此在抑郁症患者的日常护理中，早醒患者需要给药控制，以延长其睡眠时间。家庭成员要鼓励患者参加社会活动，如参加轻体力的活动，当患者完成某项任务时，在护理方面应给予鼓励，以增强他们的自我效能。有些抑郁症患者有自残倾向，或用一些劳动对自己进行惩罚，发现患者有这些征兆，那么在护理方面有必要进行劝导，规劝其进行适当的休息，防止疲劳或因为过度劳动而导致虚脱。鼓励患者聆听轻音乐，或伴随音乐轻轻起舞，也可带老人到老年人比较集中的公园、社区进行散步、唱歌、跳舞，到郊外游玩、散步，有助于改善患者的症状。注意患者情绪最不佳的时段通常会在早上，所以要避免在这一段时间外出活动。

2) 饮食及睡眠护理

患者可能会因为精神症状及生理因素发生拒食、少食及随地拣食的情况，导致营养不良；甚至有些患者想通过绝食来达到消极身亡的目的。针对此类型患者，应给予高蛋白、高热量、高维生素、低糖低脂饮食。既要注意营养膳食的合理搭配，又要兼顾食物的可口性与清淡。应注意多饮水，一般每天 1500 毫升左右，忌烟酒，避免辛辣刺激食物，适当多食含纤维素丰富的食物。密切观察患者的食物和水分的摄取，要观察记录患者的排便情况。进食时应有专人观察，对于进食少或执拗的老人要耐心规劝、喂食，督促进食，必要时鼻饲，以保证供给患者足够的水分及营养物质。同时，患者受抑郁症的困扰，常卧床不起，此时需督促患者起床活动，可以在清晨进行适量的晨练、散步，协助患者清洁个人的卫生，使其在精神上和躯体上都能保持适当的轻松愉悦的状况。日本东北大学研究人员发现每日喝数杯绿茶有助于老年人缓解抑郁症，70 岁以上老年人每天饮 4 杯绿茶，抑郁症状出现几率可减少 44%。

睡眠的好坏常预示着病情的变化，因此要合理安排作息时间，帮助患者建立良好的睡眠习惯，并保持环境安静、整洁及舒适，避免强光刺激。晚上入睡前可给予温热的牛奶，洗温水澡或温水泡脚，必要时遵医嘱给予安眠药，保证每天充足的睡眠，保持生活规律。对有自杀企图的，应随时观察。对入睡困难者，可根据医嘱用药诱导入睡。

3）躯体疾病及用药护理

进入老年期后，身体各器官逐渐衰老，过分关注自己健康的老年人容易多疑，导致疲惫等负面情绪。国外研究发现，老年人中风后抑郁症的发生率为34%。家属要帮助老年人正确认识和对待疾病，树立战胜疾病的信心，多与老年人交谈、沟通。

服药前，养老护理员要了解老年人的用药史和过敏史；服药时，老年人应取坐位或半坐位，避免发生呛咳，养老护理员必须做到看服到口，要耐心说服老年人严格遵医嘱服药，不可随意增减药物；服药后，要密切观察药物疗效和可能出现的不良反应，有不良情况要及时就医，以免造成治疗的前功尽弃。许多老年人经常会不依照提示服药，可表现为拒药、囤药或随意增减药物，所以养老护理员和家属要定期检查老年人服药的情况，监督老年人依时依剂量服药，确保用药的合理及安全。

4）加强安全防护

对有自杀自伤、不合作、冲动行为等，必须加强巡视，应严加防范，禁止单独活动，并认真交接，必要时设专人护理。一旦发生自杀、自伤或受伤意外，应立即隔离，与医生合作实施有效的抢救措施。对自杀自伤后的患者，要做好自杀自伤后的心理护理，了解其心理变化，以便进一步制定针对性防范措施。鼓励有幻觉妄想的患者说出异常的感知和思想，以及所致恶劣情绪的感受，并讨论应对方式。

能 力 测 评

根据学生听课及【实训演练】的完成情况对学生进行考核。可从知识学习、技能要求和职业态度三个方面进行测评。

项　　目	测评标准	得分
知识学习 （30分）	能否认真听老师讲课　　（5分）	
	听课过程中有无提出问题　（5分）	
	能否回答什么是老年抑郁症　（6分）	
	能否知道老年人抑郁症的临床表现　（6分）	
	能否回答老年人抑郁症的心理护理措施（8分）	

续表

项　目	测评标准		得分
技能要求（50分）	诊断是否标准、规范（40分）	1. 能够初步判断老年人是否患有抑郁症（10分） 2. 能够正确分析抑郁症的临床表现　（15分） 3. 能够对抑郁症老年人进行心理护理　（15分）	
	操作过程中有无发现或者提出问题　（5分）		
	与同学、老师是否有互动　（5分）		
职业态度（20分）	关注抑郁症老年人的生理、心理变化，及时与老年人家人及医生沟通　（10分）		
	能够及时发现相关病症，并移送相关医院进行诊断，早发现、早治疗　（5分）		
	对老年人要有耐心　（5分）		
总　　分			

任务3　老年焦虑及心理护理

学　习　目　标

知识目标	了解老年焦虑症的临床表现 了解老年焦虑症的诊断方法
技能目标	会使用所学知识，引导老年人对焦虑症进行放松训练
态度目标	热情对待每一位老年人，使之成为一种职业习惯 细心观察每一位老年人，尽可能做到早发现、早送诊

情　景　导　入

　　王爷爷，75岁，个性急躁，脾气急，总是要求自己做到今日事今日毕，一旦碰到什么事没法马上做完时，就会显得紧张不安，觉得浑身不对劲，甚至夜里睡不好。近两年来无明显原因渐渐出现夜眠差，眠浅易惊醒。服用舒乐安定后，有时能睡到天明，有时半夜就醒来，醒后就不能入睡。自觉夜眠越来越差，夜晚见到床就发抖，担心睡不着觉。白天注意力不能集中，头昏，全身无力，担心自己得了抑郁症。听人介绍后花费上千元买了保健品，服用后未见效果，为此懊悔不已，觉得自己花了冤枉钱。见到别人服用后有效果，就认为自己的病治不好了，还担心服用安眠药会得老年痴呆，因此，心情更为紧张不安、坐立不定，总觉得手脚麻木、无力，背心发凉。

问题讨论

1. 王爷爷焦虑的原因可能是什么？
2. 面对王爷爷的情况，你会如何采取护理措施？
3. 护理的时候应注意什么？

方法指导

根据焦虑症诊断标准，对王爷爷进行心理评估，判定王爷爷是否是焦虑症，并做出心理护理计划，采取有效的心理护理措施消除王爷爷的焦虑问题。

知识学习

1. 焦虑和焦虑症的概念

焦虑是一种内心紧张不安，预感到似乎将要发生某种危险或不利情况将要来临，而自己又难以应付的不愉快情绪。很多人都发生过不同程度的焦虑，例如，应付考试时，当众发言时，因此可以说它是一种普遍现象。在日常生活中，焦虑与烦恼很相近，但它们是不同的，主要体现在两个方面：第一，焦虑的内容完全取决于日常生活环境中的变动，没有中心主题，也没有明确的社会倾向；烦恼有明确的对象。第二，焦虑是对未来的可能性的恐惧；烦恼主要是对过去的已经发生的事后悔或对现状的不满。

焦虑症又称焦虑性神经症，是神经症这一大类疾病中最常见的一种，以焦虑情绪体验为主要特征，主要表现为：无明确客观对象的紧张担心，坐立不安，还有植物神经症状（心悸、手抖、出汗、尿频等）。

2. 老年人焦虑症的临床表现

焦虑症是老年期的一种常见病，主要是老年人担心失去控制和预期危险或不幸的到来，伴有紧张不安、注意力集中困难、记忆力差和精神无法松弛等。具体表现为以下4点。

（1）主观感受：患者感到恐惧、害怕，对未来可能发生的、难以预料的某种危险或不幸事件的经常担心，甚至出现怕失去控制而发疯或濒临死亡的威胁，注意力不能集中，有失去支持和帮助感。

（2）认识障碍：在急性焦虑发作即惊恐发作时，可出现模糊感，担心即将晕倒，思考较为简单。

（3）行为方面问题：因注意涣散而出现小动作增多，东张西望，坐立不安，甚至搓手顿足，惶惶不可终日，容易激惹，对外界缺乏兴趣，因此造成工作和社交中断。

（4）躯体症状：躯体不适常是焦虑症老人最初出现的症状，可涉及任何内脏器官和植物神经系统，常有心悸、脉快、胸闷、透不过气、口干、腹痛、便稀、尿频和大汗淋漓等症状。

3. 对焦虑症进行鉴别诊断的标准

焦虑症的焦虑是原发的，包括焦虑的情绪体验和焦虑的躯体表现。具体来说，诊断时要参考以下标准。

（1）在过去 6 个月中的大多数时间里对某些事件和活动过度担心。

（2）个体难以控制自己的担心。

（3）焦虑和担心与下面 6 个症状中的 3 个（或更多）相联系，某些症状在过去 6 个月中经常出现。①坐立不安或者感到心悬在半空中；②容易疲劳；③难以集中注意力；④内心一片空白；⑤易激惹，易紧张；⑥入睡困难、睡眠不稳或不踏实。

（4）焦虑和担心的内容不是其他障碍的特征内容。也就是说，焦虑和担心的内容，不是关于被细菌感染（强迫症）、惊恐发作（惊恐症）、当众出丑（社交恐惧症）、长胖（神经性厌症）、严重疾病（疑病症）等。

（5）焦虑、担心和躯体症状给个体的社交、工作和其他方面造成有临床显著意义的困难。

老年焦虑症起初只表现为突出的焦虑情绪，人们往往忽略这种心理疾病，而把原因归结到一些器质性疾病，比如心脏病、糖尿病中去。长期累积便会引发焦虑症。焦虑症和焦虑情绪不同，它会导致老年人身体免疫力下降，心情抑郁，深深影响老年人的正常生活。除以上诊断标准外，当老年人包含以下三项特点时，也可基本判断为焦虑症，需及时移送心理专家或精神科的医生来做专业诊断和治疗，不可延误，防止病情恶化。

1）焦虑的对象不具体

焦虑的对象不具体，是焦虑症患者最明显的一个病症，老年人经历得比较多，对很多事情非常的敏感，心理承受能力不强，当周围发生事情时反应非常的强烈。如果患上焦虑症的话，老年人的这些焦虑情绪会变得更加的明显和严重，焦虑的对象不具体，自己也说不出到底是在担心什么事情，好像有很多很多，但是就是不具体，比如有时候家里的小孩要出去玩，老年人就会不同意，因为担心小孩会出现什么样的危险事情，而且好像有一种非常强烈的预感一样，这样的情况会随着老年人病情的加重而变得严重。

2）动作行为异常

因为长时间都是处于担心焦虑的状态，所以老年人的动作行为有些异常。坐立不安，东张西望，手心出汗，不停地颤抖，三餐不正常，没有食欲，而且晚上的睡眠不好，明明很早就躺在床上了，可是因为担心大大小小的事情，不停地想那些复杂的事情，所以很难安然入睡，因为十分的警惕和敏感，所以夜里的一些小声响就会影响到老年人的睡眠。

3）生理机能下降

记忆力严重下降，健忘的现象日益严重，在做事情的时候注意力不集中，无法尽力去完成一件事情，总是犹豫不决，还有担心焦虑。另外，因为精神上基本处于长期焦虑状态，所以老年人的生理机能下降，大小便失常，便秘，严重者还会有内分泌失调、神经衰弱的症状。

4. 在鉴别诊断焦虑症时应注意的事项

诊断时，应注意焦虑症与以下几种情况的区别。

（1）身体疾病所致焦虑：身体疾病伴发焦虑可见于甲状腺疾病、冠心病、高血压、脑血管疾病等。类惊恐发作可见于甲状腺机能亢进、癫痫等。因此，必须进行相应的神经生理检查，避免误诊。

（2）药源性焦虑：许多药物在中毒、戒断或长期使用后可导致焦虑症。如苯丙氨、可卡因等长期使用，均有可能产生焦虑，应依据服药史进行鉴别。

（3）精神疾病所致焦虑：精神分裂症、抑郁症、创伤后应激障碍等均可伴发焦虑症或惊恐发作。精神分裂症病人伴有焦虑时，只要发现精神分裂症症状，就不应考虑焦虑症的诊断。当抑郁和焦虑严重程度主次分不清楚时，首先考虑抑郁症的诊断，以免耽误抑郁症的治疗而发生自杀等不良后果。其他神经症伴发焦虑时，焦虑症状不是主要的临床表现。

操作步骤

案例中王爷爷本身性子急躁，当身体出现某种不适或异样感觉时就胡乱猜疑自己是否得了什么重病；紧张不安、坐立不定，总觉得手脚麻木、无力，背心发凉，是典型的焦虑症状态。养老护理员可指导王爷爷进行放松训练，来缓解焦虑。具体操作方法如下。

1）体位

可在下述 3 种方法中任选 1 种：①平卧，头下枕一小枕头；②坐位，头舒适地靠在椅子的高靠背上；③坐位，前面放一桌子，桌子上面放一枕头，上身前倾，将头靠在枕头上。

2）指令（发出指示语时声音应缓慢而柔和）

练习肩部：将你的双肩向下拉。停——注意，你会感到你的双肩向下，离开你的双耳，你也会感到你的脖子变长了。

练习肘部：将你的双肘向外运动，形成一个角度；这样，双手会稍稍弯曲。停——注意，你的上臂现在离开你身体的两侧，与身体呈一个很宽的角度，两臂的重量应该放在支持物（如扶手）上。

练习双手：将你的两个手腕放在支持物（如扶手）上，伸直你的手指和大拇指，这样手指变长了。停——注意，你的手指和大拇指伸直、分开，放在支持物上。

练习髋部：将你的髋部向外转动。停——注意，你的髋部如何向外旋转，你的膝正朝向外侧。

练习膝部：轻轻移动你的膝，直到感到舒适为止。停——注意，你感到膝很舒适。

练习双足：将你的双脚趾向下弯。停——注意，你感到双脚在悬摆，而且沉重。

练习躯干：将你的躯干推向你背部靠着的支持物上。停——注意，你感觉到躯干的重量压在支持物上。

练习头部：将你的头向后靠在支持物上。停——注意，你感觉到头的重量压在支持物上。

练习呼吸：按照你自己的速度，经鼻子轻轻地慢慢地吸气，你感到肋骨向内移；然后，经鼻子轻轻地慢慢地呼气，你感到肋骨向下移。

练习下颌：将你的下颌向下拉。停——注意，你的口张开，下颌变重，两唇放松。

练习舌：将你的舌向下压。停——注意，将你的舌放松。

练习双眼：闭眼。停——注意，你感到眼睑轻轻地靠在眼球上，眼前一片黑暗。

练习前额：从眉毛起放松你的前额，向上到头皮，向下到颈后部。停——注意，你感到头发向同一方向运动。

放松精神：或者全身反复进行相同次序的运动，或者选择一段喜欢的旋律，让思想反复默唱；也可以选择一首歌、诗或祷告，让思想反复默诵。如果思想被担忧的想法而分散，不要烦恼，将它丢开，使思想回到所选的愉快意念上。

完成动作：做动作要缓慢。身体朝各个方向缓慢运动，引发呵欠。在起身之前坐几分钟，再转动身子，然后起来。

每天做两次这样的练习，定期练习很重要，它会带来改变。首先，练习不要在充满压力的场景下进行；其次，养成习惯后，可以运用这些练习来应对压力或激动的场景。

放松训练的一般原则如下。

① 计划进行放松练习后，要下决心坚持每天练习，以形成一种例行公事。

② 每天练习2~3次，练习越多越容易放松。

③ 环境要求：安静整洁的房间，光线柔和，房间周围没有噪声，练习时避免他人打扰。

④ 不要在空腹或饱餐后练习，练习的房间不能太热或太冷。这些情况会使你难以放松。

⑤ 初练者可选择一种舒适的姿势躺着，穿宽松的衣服，以后也可坐着或站着练习。

⑥ 要以"主动的态度"去练习，这意味着你不会担忧自己的表现，不会担忧练习能否达到放松。试着跨出第一步，看看会发生什么。

⑦ 练习时，要注意采用正确的呼吸：通过鼻子深呼吸，尽量让肺部肌肉张开。呼吸要缓慢、均匀。避免快速地深呼吸，那会使人发生头晕目眩，并更加紧张。如果呼吸正确，可感到放在胃部的手在上下运动。在练习之前，可以尝试体验这种感觉。

⑧ 记录练习的过程，评价放松的步骤是否适合。可用下表的记录单描写详细的体验。应该预先想到每天的放松训练效果会有差异，有时容易放松，有时比较困难。

在你进行放松练习之前和放松练习之后，分别记录你的放松程度（1~10）。记下与放松相关的任何信息，如一天中你所从事的工作、你在什么地方进行放松练习、练习时脑子里正在思考的问题等，利用你的记录资料，查明最为放松的时间和地方，并检查自己的进展情况。

按照下列的等级层次评定放松程度：

1	2	3	4	5	6	7	8	9	10
紧张				中度放松					极度放松
一点都不放松									一点都不紧张

日期、时间	练习之前的放松程度	采用	练习之后的放松程度	与放松相关的任何信息

实 训 演 练

姚爷爷，59 岁。一年前在进行冠状动脉搭桥术后夜眠差，梦多眠浅，逐渐出现心慌、胸闷、头晕、手抖和手掌出汗。在心脏科就诊，经过心电图等一系列检查以及专家检查认为无异常发现后，患者仍然紧张不安，总担心心血管出问题，为此经常测量血压，同时天天测自己的脉搏。因夜眠差，自己服用安眠药。一周前突发胸闷、心跳加速、呼吸急促、面色苍白，立即被送医院急诊，心电图报告示窦性心动过速，给予对症处理后好转。此后，白天不敢一人待在家中，害怕心脏病发作，总担心会再次发作，夜眠更差，夜间难以入睡，安眠药加量也未见明显效果。

请对姚爷爷进行心理护理。

情 景 演 练

1．演练目的

让学生对知识进行再加工，学会使用放松训练，针对本次任务情景融入沟通进行剧本加工，形成一个仿真模拟场景，锻炼学生的人际沟通能力、操作能力、知识的灵活运用能力。

2．演练方法

在掌握课本知识的基础上，然后通过角色扮演，一位扮演养老护理员，另一位扮演姚爷爷，针对本次任务的任务情景进行实训演练，完成本次任务。

3. 演练过程

养老护理员：姚爷爷，您好，我是您的看护小张，以后就由我负责照看您啦。

姚爷爷：好好好。

养老护理员：爷爷，咱爷俩得好好处啊。

姚爷爷：好好处。

养老护理员：爷爷啊，我看了您的病例，也听了主治医生对您病情的解释。

姚爷爷：哦。

养老护理员：爷爷啊，医生说，您目前太紧张了，得学会放松，您知道如何放松吗？

姚爷爷：不太清楚。

养老护理员：这没关系，爷爷，我来教您如何使自己放松，好吗？

姚爷爷：好。

养老护理员：爷爷，您做好准备。准备好了吗？

姚爷爷：好了。

养老护理员：爷爷，为了让您体验紧张与放松的感觉。请先将您身上的肌肉群紧张起来，再放松。请用力弯曲您的前臂，同时体验肌肉紧张的感觉。（约 10 秒）然后，请您放松，尽量放松，体验紧张与放松在感受上的差异。（停顿 5 秒）

养老护理员：现在开始放松练习。

养老护理员：深深吸一口气，保持一会儿。（大约 15 秒）好，请慢慢把气呼出来。（停一停）现在我们再来做一次。

养老护理员：现在伸出您的前臂，握紧拳头，注意您手上的感受。（大约 15 秒）好，现在请放松，彻底放松您的双手，体验放松后的感觉，您可能感到沉重、轻松或者温暖，这些都是放松的标志，请您注意这些感觉。（停一停）现在我们再做一次。

养老护理员：现在开始放松您的双臂，先用力弯曲绷紧双臂肌肉，保持一会儿，感受双臂肌肉的紧张。（大约 15 秒）好，放松，彻底放松您的双臂，体会放松后的感受。（停一停）我们再做一次。

养老护理员：现在，开始练习如何放松双脚。好，紧张您的双脚，用脚趾抓紧地面，用力抓紧，用力，保持一会儿。（大约 15 秒）好，放松，彻底放松您的双脚。（停一停）我们再做一次。

养老护理员：现在，放松您小腿部位的肌肉。请您将脚尖用力上翘，脚跟向下向后紧压地面，绷紧小腿上的肌肉，保持一会儿。（大约 15 秒）好，放松，彻底放松您的双脚。（停一停）我们再做一次。

养老护理员：放松您大腿的肌肉。请用脚跟向前向下压紧地面，绷紧大腿肌肉，保持一会儿。（大约 15 秒）好，放松，彻底放松。（停一停）我们再做一次。

养老护理员：现在我们放松头部肌肉。请皱紧额头的肌肉，皱紧，保持一会儿。（大约 15 秒）好，放松，彻底放松。（停一停）现在，转动您的眼球，从上，至左、至下、至右，加快速度。好，现在朝反方向旋转您的眼球，加快速度，好，停下来，放松，彻底放松。（停一停）现在，咬紧您的牙齿，用力咬紧，保持一会儿。（大约 15 秒）好，放松，彻底放松。（停一停）现在，用舌头顶住上腭，用劲上顶，保持一会儿。（大约 15 秒）好，放松，彻底放松。（停一停）现在，收紧您的下巴，用力，保持大约 15 秒。

养老护理员：现在，请放松躯干上的肌肉群。好，请您往后扩展您的双肩，用力向后扩展，用力扩展保持 15 秒。（停一停）我们再做一次。

养老护理员：现在，向上提起您的双肩，尽量使双肩接近您的耳垂。用力上提双肩，保持 15 秒。

养老护理员：现在，向内收紧您的双肩，用力收，保持一会儿。（大约 15 秒）好，放松，彻底放松。（停一停）我们再做一次。

养老护理员：请抬起您的双腿，向上抬起双腿，弯曲您的腰，用力弯曲腰部，保持一会儿。

养老护理员：现在，紧张臀部肌肉，会阴用力上提，保持一会儿。（大约 15 秒）好，放松，彻底放松。（停一停）我们再做一次。

养老护理员：这就是整个放松过程，感受你身上的肌肉群，从下至上，使每组肌肉群都处于放松的状态。（大约 20 秒）请注意放松时的温暖、愉快、轻松感觉，并将这种感觉尽可能地保持 1~2 分钟。然后，我数数，数至"5"时，您睁开眼睛，您会感到平静安详，精神焕发。（停 1~2 分钟）好，我开始数，"1"感到平静，"2"感到非常平静安详，"3"感到精神焕发，"4"感到特别的精神焕发，

"5"请睁开眼睛。

（姚爷爷缓缓睁开了眼睛）

养老护理员：爷爷，您感觉轻松了吗？

姚爷爷：呵呵，轻松很多。

养老护理员：那就好，爷爷，以后呢，我经常帮您做一下放松训练，您很快就能走出焦虑，对您心脏病的康复也大有益处。

姚爷爷：真的？那小张，你可要经常帮我做放松啊。

养老护理员：好的，爷爷，您放心。爷爷，今天做了这么久，您也累了，咱今天就先做到这儿，明天我们再做，好吧？

姚爷爷：好好好，那小张谢谢你了。

养老护理员：不客气，爷爷，都是我份内的事，那爷爷您先休息。

（之后的一个月里，养老护理员每天对姚爷爷进行一次放松训练，一个月后，姚爷爷逐渐走出了焦虑心境，不再失眠，而且也不再忧虑自己的心脏病。）

拓展学习

1. 正常焦虑与异常焦虑的区别

正常焦虑和异常焦虑之间没有明确的界限，不容易区分，在这里作者给出正常焦虑和异常焦虑的四点区别，根据这四点区别，通常能区分正常焦虑和异常焦虑，但诊断为焦虑症需要有心理咨询师或者心理医生来确定，读者不能仅仅凭借与书中描述相符就下结论。

1）没有原因的焦虑属于异常焦虑

正常焦虑是有原因的焦虑，而没有原因的焦虑，即自由浮动性焦虑，属于异常焦虑。如果个体感到忧虑，而不知道为什么会焦虑，或者找不到焦虑的原因，这类焦虑一定是异常焦虑。同样，没有原因的恐惧也属于异常恐惧。需要注意，有些患者可能会诉说他之所以焦虑是因为"预感到有危险或不幸降临"，或者说"害怕失去控制或发疯"，或者说"害怕中风或心脏病发作"。这些是焦虑的体验，不要将焦虑体验误认为是焦虑的原因。

2）过分的或与现实处境不相称的焦虑属于异常焦虑

正常焦虑是有现实原因的焦虑，而且焦虑的严重程度不过分，与引起焦虑的原因相称；而过分焦虑，即看起来个体的焦虑似有原因，但焦虑的程度与原因不相称，这类焦虑属于异常焦虑。例如，每个人都会关心自己的小孩，在上学时会叮嘱他路上小心，上学之后也可能会偶尔想到他是否安全到了学校。然而，有些人总是想到小孩在路上不安全，担心他骑自行车摔倒、横过马路时被汽车撞到等，并为之坐立不安。后一类人的担心显然过分，因此属于异常焦虑。

3) 引起明显痛苦或者明显影响工作、学习、生活和社交功能的焦虑属于异常焦虑

由于正常焦虑多由现实中的困难引起，因此也常常使人感到苦恼，但这类苦恼是一时性的，对工作、学习、生活和社交不会有明显影响。如果焦虑使个体感到明显痛苦，或者影响工作、学习、生活或社交，则这类焦虑属于异常焦虑。

4) 不易缓解的焦虑属于异常焦虑

正常焦虑可以被某些活动所代替，在从事这些活动时焦虑会得到缓解，虽然进行某些活动也能减轻异常焦虑，但消减后又复现，来去突然。另外，正常焦虑在得到安慰及鼓励、原谅或宽恕后就缓解了；异常焦虑也有安慰和鼓励的需要，但由此并不能消除异常焦虑。

2. 引导老年人对焦虑症进行自我预防

即使是心理咨询和心理治疗，也是一个帮助来访者学会自我调节，使来访者自己走出困境的过程。因此帮助老年人提升预防和化解焦虑的能力很重要。老年焦虑预防措施有如下几个。

1) 要有一个良好的心态

首先要乐天知命，知足常乐。老年人对自己的一生所走过的道路要有满足感，对退休后的生活要有适应感，不要老是追悔过去，埋怨自己当初这也不该，那也不该。理智的老年人不注意过去留下的脚印，而注重开拓现实的道路。其次是要保持心理稳定，不可大喜大悲，要心宽，凡事想得开，要使自己的主观思想不断适应客观发展的现实。最后是要注意"制怒"，不要轻易发脾气。

2) 自我疏导

轻微焦虑的消除，主要是依靠个人，当出现焦虑时，首先要意识到自己这是焦虑心理，要正视它，而不应掩饰它的存在。其次要树立起消除焦虑心理的信心，充分调动主观能动性，运用注意力转移的原理，及时消除焦虑。当你的注意力转移到新的事物上去时，心理上产生的新的体验有可能驱逐和取代焦虑心理，这是一种人们常用的方法。

3）融入社会，适应社会环境的变化

通过积极的户外生活、参加老年大学、加入老年俱乐部等，可以开阔视野，及时适应社会环境变化，可以减少焦虑的发生，缓解焦虑症状。培养一些兴趣爱好对于老年人的心理健康也大有好处，保持愉快而丰富的生活可以消除孤单与寂寞，陶冶情操。

4）帮助老年人学会自我放松训练

放松训练是一种很有效的调节情绪的方法，有计划的和科学的放松方法才能使放松效果达到最佳，所以要帮助老年人学习自我放松训练，并使自我放松成为一种习惯。

能力测评

根据学生听课及【实训演练】的完成情况对学生进行考核。可从知识学习、技能要求和职业态度三个方面进行测评。

项　　目	测评标准		得分
知识学习（30分）	能否认真听老师讲课　（5分）		
	听课过程中有无提出问题　（5分）		
	能否回答什么是焦虑症　（5分）		
	能否回答老年人焦虑症的临床表现（5分）		
	能否回答焦虑症的诊断标准（10分）		
技能要求（50分）	操作是否标准、规范（40分）	1. 接待老年人　（5分） 2. 了解老年人焦虑状况　（5分） 3. 引导老年人对焦虑进行放松训练　（15分） 4. 放松训练的语气温和，语速把握　（10分） 5. 结束总结　（5分）	
	操作过程中有无发现或者提出问题　（5分）		
	与同学、老师是否有互动　（5分）		
职业态度（20分）	关注焦虑老年人的生理、心理变化　（8分）		
	及时与老年人家人及医生沟通　（8分）		
	细心做好焦虑程度变化的记录　（4分）		
总　　分			

课后练习题

一、选择题

1. 退休后，老年人清闲下来，总是喜欢回忆过去，对过去的事情感到美好难忘，而对一些新的思想、观念感到难以接受，常常因一些新生事物困惑不解，甚至大动肝火。这是老年人的（　　）心理。

　　A. 失落　　　　B. 自卑心　　　　C. 怀旧　　　　D. 不安全感

2. 老年人退休后无所事事不能适应，认为自己成了家庭和社会的累赘，失去存在的价值，对自己评价过低。这是老年人的（　　）心理。

　　A. 无价值感　　B. 自卑心　　　　C. 怀旧　　　　D. 不安全感

3. 有些老年人对外界社会反感，有偏见，从而封闭自己，很少与人交往，同时，也产生孤独无助的感觉，变得恐惧外面的世界。这是老年人的（　　）心理。

　　A. 无价值感　　　　　　　　B. 自卑心

　　C. 老年性精神障碍　　　　　D. 不安全感

4. 在老年人的老化过程中，有三种典型的依赖，不包括（　　）。

　　A. 经济上的依赖　　　　　　B. 生理上的依赖

　　C. 物质上的依赖　　　　　　D. 社交上的依赖

5. （　　）表现为以自主神经症状为主的躯体症状，对正常躯体功能的过度注意，常涉及消化系统症状，便秘、胃肠不适是此类病人最常见也是较早出现的症状之一。

　　A. 疑病性　　　　　　　　　B. 隐匿性

　　C. 迟滞性　　　　　　　　　D. 自杀观念和行为

6. （　　）是指通常以随意运动缺乏和缓慢特点，肢体活动减少，面部表情减少，思维迟缓、内容贫乏、言语阻滞。表现为闷闷不乐、愁眉不展、终日唉声叹气、有孤独感、对外界无动于衷。

　　A. 疑病性　　　　　　　　　B. 隐匿性

　　C. 迟滞性　　　　　　　　　D. 自杀观念和行为

7. 对抑郁老年人进行家庭护理的措施不包括（　　）。

　　A. 生活护理　　　　　　　　B. 自我疏导

　　C. 躯体疾病及用药护理　　　D. 饮食及睡眠护理

8. （　　　）是一种内心紧张不安，预感到似乎将要发生某种危险或不利情况将要来临，而自己又难以应付的不愉快情绪。

  A. 抑郁   B. 焦虑   C. 愤怒   D. 自卑

9. （　　　）是神经症这一大类疾病中最常见的一种，以焦虑情绪体验为主要特征，主要表现为：无明确客观对象的紧张担心，坐立不安，还有植物神经症状（心悸、手抖、出汗、尿频等）。

  A. 焦虑症 B. 抑郁症 C. 神经质 D. 愤怒

10. 老年人焦虑症的临床表现不包括（　　　）。

  A. 主观感受   B. 认识障碍

  C. 自杀观念和行为   D. 躯体症状

二、判断题

1. 家庭是人类生活的最基本单位，老年人离退休后，从社会转向家庭，家庭便成为老年人最重要的精神、物质和生活的依托。（　　　）

2. 老年人随着年龄的增大，健康状况的退步，活动和生活自理能力都逐步下降，这时候越来越需要别人的帮助与照顾。这种需求如果得不到满足，他们就会产生忧郁、怨恨等消极情绪，甚至会产生被遗弃的感觉。（　　　）

3. 离退休是一种正常的角色变化，不同职业群体的人对离退休的心理感受没有太多的差别。（　　　）

4. 一些老年人渴望在有生之年，能够再为社会多做一些工作，所谓"退而不休，老有所为"，便是老年人崇高精神追求的真实写照。（　　　）

5. 抑郁症是以持久（至少半年）的情绪低落或抑郁心境为主要特征的一类心理疾病。（　　　）

6. 对老年抑郁患者的日常照顾要有极大的爱心、耐心，与患者沟通时说话语速要慢，让老年人听得懂，以免造成其误会而引起患者不愉快。（　　　）

7. 老年抑郁症患者的护理不单是对老年人生活上的照顾，还应包括对老年人心理上的支持理解和鼓励。深入了解患者的心理世界，理解和体会患者的情绪和思维方式有助于对患者的心理护理。（　　　）

8. 抑郁症老年人的情感症状可能并不明显，突出的会表现为各种身体的不适，以消化道症状较为常见，如食欲减退、腹胀、便秘等，还会有头痛、胸闷等症。（　　　）

9. 焦虑症和焦虑情绪是相同的，它们会导致老年人身体免疫力下降，心情抑郁，深深影响老年人的正常生活。(　　　)

10. 老年人因为精神长期焦急，所以生理机能下降，大小便失常，便秘，严重者还会有内分泌失调，神经衰弱的症状。(　　　)

老年人特殊心理问题的护理

老年人由于身体机能的老化，生活环境的改变，如离退休、与子女分居、人际交往面缩小等，这不仅影响了老年人的精神世界，有些老年人还会感到孤独、无所事事，甚至有的老年人出现各种依赖心理，如酒精依赖、烟草依赖、药物依赖等特殊的心理问题。

任务1　老年人酒精依赖及心理护理

学习目标

知识目标	了解老年人酒精依赖的临床表现、病因及诊断方法
技能目标	能够使用所学知识，初步判断老年人是否出现了酒精依赖 能够对酒精依赖的老年人实施相应的心理护理
态度目标	热情对待每一位老年人，使之成为一种职业习惯 细心观察酒精依赖老年人的生理、心理变化，并及时与老年人家属及医生进行沟通

情景导入

　　李爷爷，67岁，每天吃饭就要喝酒，喝完酒后就不吃饭了，这种情况已持续多年，现如今，李爷爷喝完酒后就昏昏大睡，感到浑身没劲，脾气也变得不如以前，为此家人多次劝他戒酒，一直没有成功。如果李爷爷一天不喝酒，他就会感到头晕，浑身不舒服。如何帮助李爷爷缓解这一现象？

　　本案例中，李爷爷的症状属于典型的酒精依赖，如果不及时进行治疗，可能会形成严重的心身疾病，如记忆力减退，注意力不集中，情绪不稳，焦虑不安，恐惧，或伴有神经衰弱，震颤麻痹和末梢神经炎等，在身体方面，可伴有鼻部发红、慢性胃炎、肝硬化及营养缺乏诸症等。

问题讨论

1. 李爷爷为什么会出现酒精依赖？
2. 酒精依赖的症状是什么？
3. 如何帮助李爷爷进行治疗？

方法指导

根据酒精依赖的诊断标准，对李爷爷进行心理评估，判定他是否是酒精依赖症，并做出心理护理计划，采取有效的心理护理措施消除李爷爷的酒精依赖问题。

知识学习

1. 酒精依赖的定义

酒精依赖，又称酒瘾。由于长期较大量饮酒，机体对酒精产生的心理上的嗜好与生理上的瘾癖。为满足嗜好和避免因停饮而发生身体不适反应，酒依赖者不得不经常饮酒。反复饮酒之后，身体对酒精产生耐受性，酒量越来越大。长期大量饮酒可导致慢性酒精中毒，引起肝硬化、胃炎等一系列身体疾病和遗忘、幻觉、意识障碍等精神症状。酒依赖者的病死率、自杀率和交通事故死亡率都显著高于一般人群，除危害个人健康外，经常饮酒和醉酒还给家庭生活和社会治安带来一系列的麻烦。

2. 酒精依赖患者典型的临床表现

酒精依赖包括对酒精的心理依赖、生理依赖与耐受性。在临床和行为上有以下一些表现。

（1）将饮酒视为生活中第一优先事项，置个人健康、工作纪律、家庭责任和社会规范于不顾，一味追求喝酒，到后来举杯就不能自制，经常是不醉不休。

（2）为避免戒断症状的发生而频频饮酒，不少酒精依赖者起床后的第一件事便是饮酒，因为经过一夜睡眠之后，体内酒精经过代谢已所余无几。

（3）由于对酒精的耐受性，酒量越来越大，饮酒越来越多。但患者对真实饮酒量总是讳莫如深，"没喝多少"成了他们的口头禅。

（4）血内酒精浓度降低到一定水平以下时便出现戒断症状，表现为手颤抖、肢体及躯干颤抖、情绪激动、恶心、出汗等。如果及时喝上几口酒，这些症状便很快消除，否则会愈演愈烈，甚至出现意识障碍和抽搐。

3. 酒精依赖的起因

酒精是一种麻醉剂，为亲神经物质。节日家宴，亲友同聚，稍饮 1~2 盅，并不至于产生酒精依赖。长期反复饮酒，有酒必醉，容易引起中毒。导致酒精依赖的原因，主要与以下几个方面因素有关。

（1）心理冲突。老年朋友由于离开工作岗位，社会地位、家庭地位出现改变，可能会出现心理上的不平衡，于是以酒为友，希冀通过琼浆玉液的麻醉得到精神上的满足和解脱。

（2）人格不健全。身体的衰老演化导致人格改变，自我控制能力差，不顾他人忠言劝阻，每逢酒液，则必豪饮，不注意酒后失态的后果及影响。

（3）遗传因素。有些老年人自青少年开始，受到家人的影响，就养成了嗜酒的不良习惯。

4. 对酒精依赖患者的诊断标准

世界卫生组织（WHO）对酒精依赖患者的诊断标准为以下六项中满足三项。

（1）饮酒者强烈的欲望或强迫感。自己努力去戒酒但很快又恢复到原来的水平，客观上知道饮酒的危害但仍有异常饮酒行动或欲望。

（2）饮酒中止或减量引起戒断症状。再次饮酒症状或减少或消失。

（3）对病人耐受性。开始饮酒多因过量而醉，逐渐变为因醉而满足。

（4）从饮酒开始到结束，自己不能控制其时间和量。

（5）尽管知道饮酒对身体已造成严重的不良后果，但仍饮酒。

（6）饮酒的意愿高于一切。

操作步骤

针对实际案例中李爷爷的情况，我们可以做如下护理。

1. 心理评估

1）基本信息

服务对象：李爷爷；

性别：男；

年龄：67 岁。

此外，李爷爷是否有其他病史，曾经的职业、家庭结构及以往的为人处世方面表现出的性格等，养老护理员都要做进一步了解。

2）患者饮酒历史

以酒代饭已持续两年；此外，患者饮酒的度数，酒的类别等都需要养老护理员做详细的了解。

3）症状表现

李爷爷喝完酒后就昏昏大睡，感到浑身没劲；李爷爷一天不喝酒，他就会感到头晕，浑身不舒服。

2. 心理诊断

根据世界卫生组织（WHO）对酒精依赖症的诊断标准，李爷爷已满足以下四项。

（1）李爷爷饮酒终止或减量引起戒断症状，如李爷爷一旦终止喝酒，就出现头晕，不舒服。

（2）李爷爷以酒代饭已两年，自己完全不能控制其时间和量。

（3）李爷爷尽管知道饮酒对身体已造成严重的不良后果，但仍饮酒。

（4）李爷爷饮酒的意愿高于一切，家人不让喝酒，就发脾气。

因此，可以诊断，李爷爷已患有酒精依赖症。

3. 心理护理计划

根据李爷爷的情况，在对其进行护理时，一方面，养老护理员要采取措施帮助其戒酒；另一方面，也要考虑到在戒酒过程中，李爷爷可能会出现戒断症状，包括身体方面的症状和精神方面的症状，养老护理员也要做好这方面的护理准备。

4. 心理护理实施

1）入院体查

长期饮酒可能导致慢性酒精中毒，而慢性酒精中毒又容易引发感染或脑外伤，因此，养老护理员要仔细检查李爷爷头部及四肢有无外伤，尤其要注意李爷爷的意识情况并详细记录及时处理，以免耽误病情。

2）环境安全管理

要为李爷爷建构一个与社会相对隔离的环境，隔离期至少 3 个月，避免李爷爷与外界接触时想方设法弄到酒及酒后闹事，出现伤人或自伤行为。

3）戒断反应的护理

酒精依赖症患者有饮酒强迫性，一旦停止就会出现戒断反应，严重的有肢体震颤，步态不稳，发生谵妄。因此，养老护理员要加强巡视，发现李爷爷出现戒断症状时，要及时通知医生处理。

4）心理护理

（1）心理分析

养老护理员要主动接近李爷爷，有步骤地观察李爷爷的言语及行为变化，根据观察结果，分析李爷爷的心理状态，以"对症下药"。

（2）建立良好的护患关系

养老护理员与李爷爷说话要心平气和，态度要和蔼，认真听他诉说；用同情的语言和温暖的双手将一颗纯洁善良的心献给李爷爷，建立相互信任、互相尊重的护患关系。

（3）建立社会支持

养老护理员要多与李爷爷家属交流，指导家人接纳李爷爷，多关心和鼓励李爷爷，让李爷爷感受到温暖与关爱，对生活增加信心；同时，养老护理员可安排其他酒精依赖患者与李爷爷多交流，大家一起分享戒酒经验，避免单独作战的孤独感。

（4）工娱疗法

养老护理员可以引领李爷爷做一些体育锻炼、听听音乐、适当劳动等，即可转移李爷爷的注意力，从中获取乐趣，也可以增强体魄，恢复体力。

5）健康教育

养老护理员要告知李爷爷，戒酒对他本人及社会的积极意义，防止他出现复饮念头，同时，也要向李爷爷说明，戒酒过程中可能出现的一些戒断症状，避免李爷爷遇到戒断反应时出现紧张、恐惧心理。

实训演练

茅爷爷68岁，自从30多岁当上村干部起就开始喝起酒来。起先是因为工作关系，必须陪领导和客户喝点酒，逐渐地，喝酒成了他每天的生活习惯，午饭或者晚饭时，总爱倒上几杯白酒，哪怕是自己一人吃饭时也是如此。

一年前，茅爷爷来深圳帮女儿女婿带孩子，仍继续着每天喝酒的习惯，家人并未在意。大半年后，他因为感冒服药，而不得不停止喝酒。

停酒后的第二天，他给远在湖北的老伴打电话，说他头很晕，连自己做了什么事情都记不清楚。当时老伴并未重视。而且女儿又经常不在家，也没过多关注他。

停酒后的第五天，女儿发现他紧张害怕，手脚发抖，说有人追赶他，打他，找他要钱，陷害他，让他坐牢，还有公安来抓他，并经常说听到有人叫他，就算是夜里也要去开门。他还经常自言自语，有时对着墙壁说"进来坐一下，你冤枉我"。手还无缘无故地在空中乱抓，说"你看，这么多的棉絮在飘"、"石灰掉下来了"。有时在床上也伸手抓棉花絮，还边抓边往外走。他的病情到了晚上往往加重，只能睡个把小时，甚至整晚不睡。

根据酒精依赖的诊断标准，对茅爷爷进行心理评估，并做出心理护理计划，采取有效的心理护理措施消除茅爷爷的酒精依赖问题。

拓展学习

1. 戒酒综合征的表现

酒精依赖者在停酒不久后，会有浑身不自在或说不出的难受感觉，为此他们情绪焦虑、坐立不安。随着停酒时间延长，焦虑情绪越发严重，并可出现惊恐不安、短暂的错觉和幻觉、讲话含糊不清或躁动兴奋，这就是很典型的戒酒综合征，它多半是在戒酒不当的情况下发生的。

2. 戒酒综合征的三个阶段

戒酒专家根据严重程度将戒酒综合征分为以下三个阶段。

1) 第一阶段戒酒综合征

一般于饮酒后 6~12 小时出现，表现为双手震颤，重者可累及双侧整个上肢，甚至是躯干，病情严重者还可出现伸舌震颤，除此外还常见厌食、失眠、烦躁等症状。

2) 第二阶段戒酒综合征

出现时间为断酒后 24~72 小时，除上述症状外，常出现幻听，内容常为辱骂性或迫害性的，可继发冲动行为，兴奋相对较轻。

3) 第三阶段戒酒综合征

震颤谵妄，常发生于末次饮酒 72 小时之后，此时常常感到意识不清，震颤明显并伴有行走不稳，可出现各种生动的幻觉，如看到各种小动物，表现紧张、焦虑、恐惧。并且记忆力明显受损，还可出现癫痫样抽搐。即使在发达国家，一旦发生震颤谵妄，经治疗者总的死亡率仍可达 10%~15%，未经治疗者则更高。

出现戒断症状后，如给予恢复饮酒，这些症状会迅速缓解，所以不少老年人自行戒酒反复失败的原因就在此。他们不能忍受停酒后戒断症状带来的痛苦，只有以不断饮酒来解除戒断症状，因此很快又恢复了原有的饮酒习惯。所以出现戒断反应后，老年朋友们千万不要恐慌，出现这些症状的根本原因并不是因为戒酒，而是身体突然没有了酒精的刺激，身体会有一个调整期。因此患有酒精依赖的老年朋友一定要在正确的方法指导下科学戒酒。

能 力 测 评

根据学生听课及【实训演练】的完成情况对学生进行考核。可从知识学习、技能要求和职业态度三个方面进行测评。

项　　目	测评标准		得分
知识学习（30分）	能否认真听老师讲课 （5分）		
	听课过程中有无提出问题 （5分）		
	能否回答什么是酒精依赖 （5分）		
	能否回答酒精依赖的临床表现 （5分）		
	能否掌握酒精依赖症的诊断标准 （10分）		
技能要求（50分）	操作是否标准、规范（40分）	1. 正确描述酒精依赖症状，做出准确诊断（15分）	
		2. 做出有针对性的酒精依赖老年人的心理护理计划（10分）	
		3. 能对酒精依赖老年人进行心理护理 （15分）	
	操作过程中有无发现或者提出问题 （5分）		
	与同学、老师是否有互动 （5分）		
职业态度（20分）	关注患有酒精依赖的老年人的生理、心理变化，及时采取相关调试措施 （8分）		
	及时与老年人及其家属沟通 （4分）		
	沟通过程要有耐心、解释详尽、语速适中、语气缓和 （8分）		
总　　分			

任务 2　老年人烟草依赖及心理护理

知识目标	了解老年人烟草依赖的临床表现、病因及诊断方法 了解如何预防出现老年人烟草依赖
技能目标	能够使用所学知识，初步判断老年人是否出现烟草依赖 能够对烟草依赖老年人实施相应的心理护理措施
态度目标	热情对待每一位老年人，使之成为一种职业习惯 细心观察烟草依赖老年人的生理、心理变化，及时与老年人家属及医生沟通

情景导入

邓爷爷，65 岁，从 17 岁开始吸烟，每天一包。与此同时，他还身患高血压、糖尿病、支气管炎等多种慢性病。早在 5 年前，邓爷爷第一次戒烟。"第一次，意志最坚决，家里的烟灰缸、打火机……一切与烟有关的东西都扔掉了。"坚持了两个星期，但在一次饭局中，在大家的劝诱下，就又抽上了。第二次戒烟，是因为邓爷爷在单位体检中被查出了高血压。医生警告他，抽烟会加快血管硬化，很容易引起冠心病、心肌梗死。这一次，邓爷爷按照报纸、电视上的广告买来戒烟药，又去一家戒烟中心接受了"电子戒烟疗法"。然而，所有方法似乎对他都不起效。"刚开始那几天还能坚持，但后来就觉得嘴里没味，人也没精神，难受，就偷偷又吸了……"于是在接下来的几年里，邓爷爷退休在家，就这样戒一次、失败一次，5 年间足足戒了 4 次都没有成功。

邓爷爷的案例就充分说明了他已经产生了烟草依赖。由于老年人身体的各项机能都逐渐减退，吸烟会加重对身体的伤害，所以患有烟草依赖的老年朋友更应该了解有关知识，尽早摆脱烟草的诱惑。

问题讨论

1. 邓爷爷为什么会出现烟草依赖？

2. 烟草依赖的症状是什么？

3. 如何帮助邓爷爷戒烟？

4. 如何预防烟草依赖的产生？

方 法 指 导

根据烟草依赖的诊断标准，对邓爷爷进行心理评估，判定他是否是烟草依赖症，并做出心理护理计划，采取有效的心理护理措施消除邓爷爷的烟草依赖问题。

知 识 学 习

1. 烟草依赖的表现

烟草依赖的实质是对尼古丁的依赖，表现为无法克制的尼古丁觅求冲动，以及强迫性地、连续地使用尼古丁，以体验其带来的欣快感和愉悦感，并避免可能产生的戒断症状。

尼古丁对人体最显著的作用是对交感神经的影响，可引起呼吸兴奋、血压升高；可使吸烟者自觉喜悦、敏捷、脑力增强、焦虑减轻。大剂量尼古丁可对植物神经、骨骼肌运动终板胆碱能受体及中枢神经系统产生抑制作用，导致呼吸肌麻痹、意识障碍等。长期吸入尼古丁可导致机体活力下降，记忆力减退，工作效率低下，甚至造成多种器官受累的综合病变。

2. 临床上典型的烟草依赖表现

吸烟者对尼古丁产生依赖后，身体上表现为耐受性增加和戒断症状，行为上表现为失去控制，具体为：

1）耐受性增加

多数吸烟者在首次吸烟时不能适应烟草的味道，因此在开始吸烟的一段时间内，烟量并不大。但随着烟龄的增加，烟量也会逐渐增多，特别是人到老年，甚至超过每日 60 支，这对于一个非吸烟者来说是完全不能耐受的。

2）戒断症状

停用烟草后，体内的尼古丁水平会迅速下降。通常在停用后的一天内开始出现戒断症状，包括渴求、焦虑、抑郁、不安、头痛、唾液腺分泌增加、注意力不集中、睡眠障碍、血压升高和心率加快等，部分人还会出现体重增加。戒断症状在停用烟草后的前 14 天内最为强烈，大约 1 个月后开始减弱，但一些烟草依赖者在特定环境下对烟草的渴求会持续 1 年以上。

3）失去控制

多数烟草依赖患者知道吸烟的危害，并有意愿戒烟或控制烟量，但经多次尝试后往往以失败告终，就像案例中的邓爷爷，部分吸烟者甚至在罹患吸烟相关疾病后仍不能控制自己，无法做到彻底戒烟。烟草依赖是一种慢性高复发性疾病，多数吸烟者在戒烟后会有复吸的经历，这是一种常见现象。在仅凭毅力戒烟的吸烟者中，只有不到 3%的吸烟者能在戒烟后维持 1 年不吸烟。国外研究发现，吸烟者在戒烟成功之前，平均会尝试 6~9 次戒烟。

3. 烟草依赖的原因

造成烟草依赖的原因与生理、社会环境、心理等有着密切的关系。

1）生理因素

吸入烟草后尼古丁胆碱样受体激活引起多种神经递质的释放，尼古丁依赖主要与多巴胺的释放有关。尼古丁依赖是由社会环境因素和生物学因素共同作用下形成的一种复杂性疾病。有些老年人由于烟龄比较长，害怕戒烟出现戒断性的生理反应，所以也就任其发展，明知烟草依赖的危害，也感到无计可施。

2）社会因素

首先，随着人们生活水平的提高，烟草产量增加，烟草随处可得，烟草的可获得性与尼古丁滥用及成瘾行为建立了密切关系。

其次，开始使用香烟的年龄往往是心理发育过程中的"易感期"，很容易受到所在团体的影响，加上好奇、寻求刺激等，在这种环境下逐渐养成习惯，例如，有些老年人往往都是从年轻时就有吸烟的习惯，一吸几十年，到了老年想戒又不容易戒了。

最后，文化背景及社会环境的影响，如敬烟和递烟在很多地区的普通民众中是一种社交礼节，以增进人际关系，特别是在一些重要的场合，如果不接受就被认为是不礼貌的表现，不利于人际关系的建立。这种情况以男性居多，这也造成了烟草依赖中男性老年人居多的现象。

3）心理因素

首先，吸烟者的心理特征，如反抗性和冲动性等，常常发生在年轻人身上，对于老年人初次吸烟往往是由于空巢或离退休在家，感到无聊，借以解闷，还有的老年人与家人关系不和，由于房产或养老问题等与子女产生矛盾，为了排解烦闷而借烟消愁。

其次，尼古丁的心理强化作用。尼古丁可以刺激大脑，激发人们的兴奋水平，提供效率，并具有增加正性情绪和对抗负性情绪的作用，所以一些老年朋友依赖烟草来对抗由于身体机能衰退所带来的不适感。

4. 对烟草依赖的诊断

按照世界卫生组织国际疾病分类 ICD-10 诊断标准，确诊烟草依赖综合征通常需要在过去一年内体验过或表现出下列 6 条中的至少 3 条。

（1）对吸烟的强烈渴望或冲动感。

（2）对吸烟行为的开始、结束及剂量难以控制。

（3）当吸烟被终止或减少时出现生理戒断状态。

（4）耐受的依据，如必须使用较高剂量的烟草才能获得过去较低剂量的效应。

（5）因吸烟逐渐忽视其他的快乐或兴趣，在获取、使用烟草或从其作用中恢复过来所花费的时间逐渐增加。

（6）固执地吸烟不顾其明显的危害性后果，如过度吸烟引起相关疾病后仍然继续吸烟。

依赖程度可根据吸烟量、戒断症状严重程度、临床评定量表得分判定。目前，临床评定量表使用较多的是尼古丁依赖量表。

评估内容	0分	1分	2分	3分
您早晨醒来后多长时间吸第一支烟	>60分钟	31~60分钟	6~30分钟	≤5分钟
您是否在许多禁烟场所很难控制吸烟的需求	否	是		
您认为哪一支烟您最不愿意放弃	其他时间	早晨第一支		
您每天抽多少支卷烟	≤10支	11~20支	21~30支	>30支
您早晨醒来后第一个小时是否比其他时间吸烟多	否	是		
您卧病在床时仍旧吸烟吗	否	是		

注：积分0~3分为轻度依赖；4~6分为中度依赖；≥7分提示高度依赖。

有国际资料显示，即使接受最有效的戒烟治疗，4 个吸烟者中也只有 1 个能长期戒烟。究其原因,烟草依赖是一种慢性、高复发性疾病。世界卫生组织(WHO)已将烟草依赖列入国际疾病行列(分类为 ICD–10,F17.2)之中,确认烟草是目前对人类健康的最大威胁。

5. 烟草依赖的预防

(1)明确吸烟对身心的害处,正确对待烟草消费,对于有吸烟史的老年朋友可以逐步减少吸烟量。

(2)积极参加文娱体育活动。为了消除孤独感和寂寞感,老年朋友可尽量多参加一些文娱体育活动,使精神情绪呈愉快状态,在说笑之间,解脱烟草的束缚,增进健康,延年益寿。

(3)家人与朋友要充分支持与保护老年人,不主动向老年人递烟,营造无烟的环境,并且尽量远离能引起吸烟欲望的场所。另外,还可以寻找一些替代品,比如想吸烟时,不妨喝杯果汁,散散步,如果在空闲时间想吸烟,可以改嚼口香糖。每天把抽第一支烟的时间都向后推一点,必要时可寻求医生帮助,服用尼古丁替代品或处方药。

操 作 步 骤

针对实际案例中邓爷爷的情况,我们可以做如下护理。

1. 心理评估

1)基本信息

服务对象:邓爷爷;

性别:男;

年龄:65 岁;

有无其他病史:邓爷爷身患高血压、糖尿病、支气管炎等多种慢性病。

此外,邓爷爷的职业、家庭结构、与亲朋之间的关系等,养老护理员都要作进一步了解。

2)烟史

烟龄:48 年;

有否戒烟经历:5 年 4 次戒烟,均以失败告终。

3)症状表现

一天一包烟,如果不吸烟,就会觉得嘴里没味,没精神。

2. 心理诊断

按照世界卫生组织国际疾病分类 ICD-10 诊断标准，邓爷爷在过去一年内已经表现出 6 条中的 3 条。

（1）对吸烟的强烈渴望或冲动感：邓爷爷在戒烟期间，偷偷吸烟。

（2）当吸烟被终止或减少时出现生理戒断状态：一不吸烟，邓爷爷就觉得自己没精神，嘴里没味，难受。

（3）固执地吸烟不顾其明显的危害性后果：邓爷爷明知自己患有高血压，抽烟会加快血管硬化，但仍不顾及生命安全坚持吸烟。

因此，可以诊断，邓爷爷已经患上烟草依赖症。

3. 心理护理计划

养老护理员可利用尼古丁依赖量表对邓爷爷的烟草依赖程度进行测验，根据其依赖程度制定护理措施。

4. 心理护理措施

1）健康教育

应告知邓爷爷吸烟的危害性：吸烟是许多疾病的患病危险因素，烟草几乎可以损害人体的所有器官，诸如心血管系统、呼吸系统、生殖系统、内分泌腺和皮肤等。与吸烟相关的疾病及病变包括高血压、CHD、卒中、消化性溃疡、癌症（肺、唇、口、鼻、咽、喉、食管、胃、肝、肾、膀胱、胰腺和子宫颈）、COPD、哮喘、血栓闭塞性脉管炎、阳痿、主动脉瘤、周围血管病、粒细胞性白血病、肺炎、白内障、克罗恩病、髋关节骨折、牙周病等。让邓爷爷真正了解吸烟对各个系统的不良影响及吸烟所致的心理改变，这是开展戒烟治疗时的重要关注点。

2）评价戒烟意愿

养老护理员引导邓爷爷接受 CO（一氧化碳）检测，以了解邓爷爷受吸烟侵害的程度。并要回答以下问题：你认为吸烟会留下难闻的烟味吗？你认为吸烟对你非常有害吗？吸烟损害皮肤，吸烟使你的口气难闻，对香烟的依赖性使你困扰，吸烟花费了你很多钱吗？吸烟危害了他人的健康吗？

3）签订戒烟承诺书

与邓爷爷签订戒烟承诺书，是心理治疗的一部分，也是监督的理由，并且在承诺书上说明其一定要配合治疗和随访，不能拒绝，这样会提高戒烟的成功率。同时，养老护理员在对邓爷爷进行随访时应注意对方所处的环境和心境，不能打扰邓爷爷的正常生活，保护邓爷爷的隐私，这可以提高邓爷爷的治疗依从性，提高戒烟的成功率。另外，还需要养老护理员与邓爷爷建立良好的医患关系；同时，养老护理员主动与邓爷爷沟通也是十分重要的。

4）帮助邓爷爷建立吸烟日记告诫其戒烟

养老护理员可以提供一份吸烟者日记，放在香烟盒子里。吸烟时做记录有助于邓爷爷控制吸烟的习惯和打破这种规律性，能够让邓爷爷清楚地认识到他自认为了解的习惯。在点燃每一支香烟前，记下日期、时间、情形、情绪、想抽烟的程度，以及在当时的情况下抵制吸烟欲望的方法。每天晚上，重新读一遍日记并认真思考。

此外，由于邓爷爷在戒烟期间可能会出现戒断症状，这就要求养老护理员做好看护与观察，以便出现情况后能够及时处理；同时，邓爷爷家人的支持也是不可或缺的，养老护理员要及时与邓爷爷家属做好沟通工作。

实 训 演 练

王爷爷，68岁，吸烟已经有40多年了，最近几年患有高血压、冠心病，医生建议老年人戒烟，但王爷爷说"我吸烟几十年了，吸烟的时间太长了，我已经适应了这种味道，再说我还能活几年，现在让我戒烟，打乱身体适应性，我认为还不如维持原状"。

有王爷爷这种想法的老年人不在少数，认为自己年龄大了，戒不戒都一样，还不如维持现状。这是对戒烟的错误认识，所以应该提醒老年朋友多看到戒烟的益处，正确对待戒烟。

根据烟草依赖的诊断标准，对王爷爷进行心理评估，判定他是否是烟草依赖症，并做出心理护理计划，采取有效的心理护理措施消除王爷爷的烟草依赖问题。

拓 展 学 习

1. 老年人对戒烟常见的错误认识

1）"不能戒烟，原来吸烟时没事，一旦戒烟身体会很不舒服，甚至得肺癌"

之所以出现这种情况是因为戒烟后血液中尼古丁浓度减低，在心理和行为习惯的影响下，会出现渴望吸烟、头晕目眩、胃部不适、便秘、紧张、易激惹、注意力不能集中、抑郁及失眠等症状，这在医学上称为戒断症状群。这些症状在戒烟后 2~3 周可迅速消失。这是戒烟的正常过程，有时限性，会随着时间的延长而逐渐减轻并消失。因戒烟得肺癌是个谬论。有些人戒烟之后是患了肺癌，但那是当初多年吸烟导致的，如果不吸烟或早戒烟就可能不患肺癌或晚患肺癌。

2）"吸了一辈子烟仍然很长寿，也没有健康问题"

每个人的体质是有差异的，但烟草确实夺去了许多人的生命。有一项自 1951 年起对男性英国医生进行的长达 50 年的前瞻性研究，观察到长期吸烟以及戒烟对健康的影响。研究发现有一半的规律吸烟者死于他们的习惯，而且平均起来吸烟者比不吸烟者早约 10 年死亡。

3）"烟有过滤嘴、焦油低，对身体危害不大"

焦油仅是烟草中众多有害成分的一种，减少焦油的吸入，可能会减低患某些疾病的危险，但烟草里其他有害物质仍然存在，会对健康造成危害，根本没有所谓的"安全"烟！

4）"戒烟后会发胖"

体重增加是准备戒烟者通常关心的问题，尤其是女性。但不是所有人戒烟后都会发胖。因戒烟发胖的人，一段时间内平均体重也不过增加 2~5 公斤。只需在饮食习惯和日常活动方面做一些调整，便可防止发胖或尽快使体重恢复到原来的状态。事实上平均增重几公斤相对于吸烟所致的健康危害几乎可以忽略不计。

2. 吸烟对老年人的十大危害

1）吸烟影响食欲

烟的有毒成分会抑制消化腺的分泌，使口腔里的唾液分泌减少；烟对口腔有污染，抑制嗅觉和味觉，进食时就会感到平淡无味，使老年人的食欲下降。

2）吸烟可使体力下降

美国科学家试验表明：吸烟对心肺功能产生影响，诱发产生某些慢性病，吸烟在短时期内也影响人体的体力适应性。

3）吸烟可致视力下降

吸烟可致眼底视网膜血管早期硬化、视力下降更为明显。

4）吸烟可致头痛

长期每天吸烟达 20 支以上者，其血中碳氧血红蛋白的浓度可达 10%，从而引起头痛、呕吐、倦怠、乏力等症状。

5）吸烟会出现口臭

吸烟可产生多种化学物质，这些物质经过口腔黏膜和肺等吸收进入血中，其中一部分又经肺脏排出，从而会产生难闻的气味。

6）吸烟易诱发子宫颈癌

国外研究发现，吸烟刺激子宫颈中的敏感细胞，使之产生反应性的增生而转变为癌，这是女性吸烟而引起子宫颈癌的主要原因。

7）吸烟有损于骨髓造血机能

最近国外学者研究发现，吸烟有损于骨髓造血功能，是急、慢性粒细胞白血病的危险因素之一。

8）吸烟加速老年性痴呆症的发病

最近研究证实，吸烟还能加速老年性痴呆症的产生。一般吸烟者比非吸烟者早 5 年产生老年性痴呆，重度吸烟者发病还要早些。原因是香烟中尼古丁干扰了脑内信息的传递机制。

9）吸烟损害老年人记忆力

众所周知，人脑的记忆力有赖于通过血液输送给大脑充足的氧气。而香烟中除含有大量尼古丁外，燃烧时放出相当数量的一氧化碳。一氧化碳和血红蛋白结合成碳氧血红蛋白后，使血液运输氧气的能力降低，往往造成大脑缺氧，因此降低记忆力。

10）吸烟易患胃溃疡

长期吸烟的老年人，易发胃溃疡。因烟中的许多有害成分不断刺激胃酸的分泌，抑制胰腺中碳酸氧盐的分泌，使十二指肠逐渐酸化，而引起溃疡的产生。

● 能 力 测 评

根据学生听课及【实训演练】的完成情况对学生进行考核。可从知识学习、技能要求和职业态度三个方面进行测评。

项　　目	测评标准	得分
知识学习 （30分）	能否认真听老师讲课　（5分）	
	听课过程中有无提出问题　（5分）	
	能否回答什么是烟草依赖　（5分）	
	能否回答烟草依赖患者的临床表现　（5分）	
	能熟练掌握烟草依赖症的诊断标准　（10分）	

续表

项　目	测评标准		得分
技能要求（50分）	操作是否标准、规范（40分）	1. 正确描述老年人烟草依赖症状，做出准确诊断（15分）	
		2. 做出有针对性的烟草依赖老年人的心理护理计划　（10分）	
		3. 能对烟草依赖老年人进行心理护理　（15分）	
	操作过程中有无发现或者提出问题　（5分）		
	与同学、老师是否有互动　（5分）		
职业态度（20分）	关注患有烟草依赖的老年人的生理、心理变化，及时采取相关调试措施　（8分）		
	及时主动与老年人及其家属沟通　（4分）		
	沟通过程要有耐心、解释详尽、语速适中、语气缓和（8分）		
总　　分			

任务3　老年人药物依赖及心理护理

学 习 目 标

知识目标	了解老年人药物依赖的特征、病因及心理护理方法
技能目标	能够使用所学知识，初步判断老年人是否出现药物依赖 能够对药物依赖老年人实施相应的心理护理措施
态度目标	热情对待每一位老年人，使之成为一种职业习惯 细心观察药物依赖老年人的生理、心理变化，并及时与老年人家属及医生沟通

情 景 导 入

李阿姨，54岁，2年前患过直肠癌，心理负担比较重，睡眠不好，常服药物帮助入睡。但现在病已好1年多了，对药物依赖还很严重，如一天不吃药就睡不着，家人觉得用药后遗症较重，思维反应明显迟钝了。

本案例中李阿姨就是产生了药物依赖，睡眠不良是中老年人的常见问题之一。其影响因素是多方面的，绝不可单纯依赖药物，以免出现负面影响。

问 题 讨 论

1. 李阿姨为什么会出现药物依赖？
2. 药物依赖的特征是什么？
3. 如何帮助李阿姨克服药物依赖？

方 法 指 导

对案例中李阿姨进行心理评估，根据药物依赖的特征判定她是否是药物依赖，如果是，做出心理护理计划，采取有效的心理护理措施消除李阿姨的药物依赖问题。

知 识 学 习

1. 药物依赖的概念

药物依赖又称药瘾，是指对药物强烈的渴求。药物依赖者为了谋求服药后的精神效应以及避免断药而产生的痛苦，强制性地长期慢性或周期性地服用药物。

药物依赖有精神依赖和躯体依赖之分。精神依赖是指患者对药物的渴求，以期获得服药后的特殊快感。精神依赖的产生与药物种类和个性特点有关。容易引起精神依赖的药物有：吗啡、海洛因、可待因、度冷丁及巴比妥类、酒精、苯丙胺、大麻、盐酸萘甲唑啉滴鼻液、盐酸曲马多、麻果等。机体方面的条件是：遗传素质，既往教育环境和现在的处境。一般认为性格或特定的精神状态对药物感受性有显著影响。

躯体依赖是指反复使用药物使中枢神经系统发生了某种生理变化，以至需要药物持续存在于体内，以避免出现戒断综合征的症状。轻者全身不适，重者出现抽搐，可威胁生命。可引起躯体依赖的典型药物是：吗啡类、巴比妥类和酒精。

2. 药物依赖的特征

1）对药物的心理依赖

即依赖者具有持续地或周期地渴望体验该药物的心理效应，这种愿望可以压倒一切。为了得到药物，会不择手段行事。所有能产生依赖的药物均有心理依赖性。

2）对药物的生理依赖

依赖者必须继续用药方能避免戒药后的戒断症状。各人的戒断症状轻重不一，包括种种不适感和躯体症状。不适感常与心理依赖的要求相重叠，而躯体症状是有生理基础的，可以非常严重，甚至引起死亡。但有的能产生依赖的药并没有躯体依赖性。

3）对药物的耐受性

剂量往往越用越大。但有的药物耐受性不明显。

4）对药物依赖的多样性

药物依赖者可以依赖一种药物或同时依赖多种药物，也可以合并烟酒依赖。

5）脱离正常的生活轨道

由于长期依赖药物，使依赖者脱离正常生活轨道，可给本人、家庭和社会带来不良后果。

6）在停止使用药物或减少使用剂量时会出现戒断状态

不同药物所致的戒断症状因其药理特性不同而不同，一般表现为与所使用药物的药理作用相反的症状。例如，酒精（中枢神经系统抑制剂）戒断后出现的是兴奋、不眠，甚至癫痫样发作等症状群。

3. 药物依赖产生的原因

1）社会因素

药物依赖在很大程度上存在一定的社会问题，有些国家对药物管制不严，容易取得；加上亲友、同伴中原有药瘾者的怂恿，大众传播媒介的渲染，难免使意志薄弱者受到影响，如一旦成瘾，便不能自拔；而医生滥开处方，长期连续服药，也易促成药物依赖的发生。

2）人格特征

药物依赖的发生与人格特征和身体素质有一定关系。有些老年人由于身体机能的衰退，认为只有服用药物，才能保持身体健康。一旦有了这一想法，就会不停地觅药，产生依赖。

3）生理心理效应

药物的输入扰乱了身体内部的内稳态，身体为恢复平衡而做出相应方向的代偿反应，在克服代偿反应的同时，如果要保持药效，就得逐渐增加药量，这就是耐受性的由来。停药之后，外来干扰不复存在，而体内代偿反应继续进行，便引起戒断症状。大多数老年人对停药以后出现的戒断反应认识不清，以为是停药导致的身体疾病的加重，所以不得不继续依赖药物。

操 作 步 骤

针对实际案例中李阿姨的情况，我们可以做如下护理。

1. 心理评估

1）基本信息

服务对象：李阿姨；

性别：女；

年龄：54 岁；

病史：2 年前患过直肠癌，现在病已经好了 1 年多；

吃药史：需借助药物入睡，已经 3 年。

2）症状表现

（1）一天不吃药，睡不着觉。

（2）思维反应明显迟钝。

2. 心理诊断

（1）李阿姨出现对药物的心理依赖：李阿姨 2 年前服用药物辅助入眠，是因为当时查出直肠癌，心理负担大，但现在直肠癌已经好了 1 年，心理负担应该消失，但仍需要借助药物入眠，其实可以判定李阿姨具有持续地渴望体验该药物的心理效应。

（2）李阿姨出现了对药物依赖的不良后果：由于长期依赖药物，李阿姨后遗症较重，思维反应明显迟钝。

根据上述情况可基本判断李阿姨患有药物依赖，但最终结果需要养老护理员结合李阿姨的血液或尿液的药物检查，做最后判断，不可妄加判断。

3. 心理护理计划

首先，要帮助李阿姨戒除药物依赖；其次，考虑到李阿姨因为失眠才服用药物，可以用心理疏导方法缓解李阿姨失眠状况；最后，养老护理员要注意，李阿姨在接触药物的过程中很可能会出现戒断症状，要做好预防措施。

4. 心理护理措施

1）帮助李阿姨戒除药物依赖

（1）逐渐减量法：可以逐渐减少李阿姨的用药剂量，并且适时给予强化，巩固效果。注意每减少到一定剂量时，应保持该剂量持续一段时间，然后再减少一定剂量，直到停药。

（2）替代治疗法：可以建议李阿姨选择依赖性小的药物和长效催眠药物替代，然后逐渐减少用药剂量直到停药。

（3）如果李阿姨在药物戒除时出现一些焦虑、抑郁等不良反应可以在医生的指导下运用抗焦虑药物。

2）给予李阿姨心理疏导

李阿姨是因为患有"直肠癌"，对于自己病情过分担心和关注，所以引起失眠。

（1）可以找专业医生对于李阿姨的病情给予分析，并且给李阿姨讲述积极心境对于疾病康复的重要性。

（2）与李阿姨家人沟通，多关心和支持老年人，增加老年人的信心，有助于老年人戒除药物依赖。

（3）给予李阿姨健康教育，缓解失眠。

一是指导李阿姨合理膳食，多食高蛋白，高维生素，少脂饮食，每天饮适量牛奶及食用一个鸡蛋，保证老年人蛋白质及钙质的摄入。

二是告诉李阿姨适当运动可以增强体质也可帮助睡眠，每天可根据自己的体力散步，也可选择适合的运动，如太极拳、广场舞等。

三是使李阿姨明白良好的作息时间和生活习惯有助于睡眠，建议李阿姨早睡早起，在自己的承受能力下多参加社会活动，保持平稳的心情。

四是嘱咐李阿姨在出现失眠问题的时候，是否要使用安眠药和使用剂量一定要遵守医嘱，不要自己随便加量和减量。

实训演练

章爷爷，男，78岁，5年前腹痛腹泻伴脓血便、黏液便半年余，诊断为肠炎，用了很多药物，效果不明显，吃药症状就缓和，停药马上复发。于是他进行了一次彻底检查，遂诊断为慢性溃疡性结肠炎。现在章爷爷天天离不开药，不吃药心里不舒服，甚至会出现身体症状。

结合所学知识，请判断章爷爷是否为药物依赖。该如何对他进行心理护理？

拓 展 学 习

预防老年人出现药物依赖的方法如下。

（1）老年人要认识到自己的病况，明确药物成瘾对自身的危害，积极主动配合医生治疗。

（2）逐渐减少依赖药的服用剂量，原则是"逐渐"减量，切忌大幅度削减用量或完全停用，以使身体逐步适应，否则，由于身体无法耐受会出现戒断症状，且有一定的危险性。

（3）可用非依赖性或依赖性较低的药物暂时替代，减轻由于削减依赖药物用量而出现的不适应症状。

（4）依赖戒除后，要巩固所取得的效果。各类心理障碍和神经症的老年人，对于自己的焦虑或失眠等症状，不可一味地追求药物，而应设法去除病因，心理疏导、调节生活、体育锻炼、物理治疗等均大为有益。切忌重新服用依赖药物。

（5）药物依赖严重者，会千方百计，不择手段偷药、骗药，挥霍大量金钱买药，置家人生活于不顾，丧失责任感和进取心，很难自行戒除，此时应在住院条件下积极治疗，争取早日戒除。

（6）要避免药物依赖，首先，应该了解哪些药物是可以成瘾造成依赖的，在最初就要控制；其次，产生药物依赖后最好去专科医院就诊。

能 力 测 评

根据学生听课及【实训演练】的完成情况对学生进行考核。可从知识学习、技能要求和职业态度三个方面进行测评。

项　　目	测评标准	得分
知识学习 （30分）	能否认真听老师讲课　（5分）	
	听课过程中有无提出问题　（5分）	
	能否回答什么是药物依赖　（5分）	
	能否回答药物依赖患者的临床表现　（5分）	
	能否详细知道药物依赖产生的原因　（10分）	

项　目		测评标准	得分
技能要求 （50分）	操作是否标准、规范（40分）	1. 正确描述老年人药物依赖症状，做出准确诊断（15分） 2. 提出有针对性的药物依赖老年人的心理护理计划　（10分） 3. 能对药物依赖老年人进行心理护理　（15分）	
	操作过程中有无发现或者提出问题　　（5分）		
	与同学、老师是否有互动　　（5分）		
职业态度 （20分）	关注患有药物依赖的老年人的生理、心理变化，及时采取相关调试措施　　（8分）		
	及时与老年人及其家属沟通　　（4分）		
	沟通过程要有耐心、解释详尽、语速适中、语气缓和（8分）		
总　　分			

任务4　老年人丧偶、再婚及心理护理

学习目标

知识目标	了解丧偶老年人会出现的常见心理变化 了解从心理上疏导丧偶、再婚老年人的方法
技能目标	能够对丧偶老年人进行心理分析及护理 能够对再婚老年人进行心理护理
态度目标	热情对待每一位老年人，使之成为一种职业习惯 细心观察丧偶、再婚老年人的心理变化，并及时采取相应的措施

情景导入

"老伴儿这一走，我真的不知道自己每天该做些什么了！"69岁的张奶奶说。不大的屋子里，张奶奶老伴儿的照片随处可见。张奶奶的女儿闫素梅说，父亲于2000年患上脑梗死，行动不便，这十几年里，照顾父亲几乎成了母亲每天生活的全部内容。虽然父亲行动不便，但他们的精神状态一直很好，乐观、开朗、积极向上。今年5月，78岁的老父亲去世了。由于担心母亲一个人在家太孤单，就把母亲接到了自己家，可没想到她执意要回去。"她说那栋老房子虽小，但有她和父亲的回忆，心里舍不得。"母亲的精神状态和以前不一样了。父亲去世前，母亲会和邻居们在楼下嬉笑聊天，一坐就是一下午；如今，她不仅话少了，甚至都不愿下楼。由于精神状态不好，身体也每况愈下。如今，老年人每天最常做的事儿就是在屋里发呆，想给她再找个老伴，又遭到母亲的拒绝，真是不知道怎么办才好。

案例中张奶奶的变化都是由于丧偶所造成的。老伴的离世也是每位老年人都会面临的问题，如何做好丧偶老年人的心理护理，帮助老年人尽快走出悲痛，重拾生活的希望，尤为重要。

问题讨论

1. 丧偶后，张奶奶出现了哪些变化？
2. 如何帮助张奶奶尽快走出失去老伴的悲痛阴影？
3. 如何对待老年人的再婚问题？

方法指导

对案例中张奶奶进行全面的心理评估，确定她的心理问题，做出心理护理计划，对张奶奶进行心理护理。

知识学习

1. 老年人丧偶后会出现的心理变化

1) 强烈的恶性心理刺激超过心理承受能力

俗话说"少年夫妻老来伴"，几十年的恩恩爱爱，已心心相印。一方的离世，就像刀割一般，对老年人的精神带来巨大的冲击，致使部分老年人出现各种异常的举动。

2) 空虚、失望

老伴的离世会使生者失去心理支持和依靠，感到孤苦伶仃，导致内心一片空白，不知所措。无助感明显增加，对生活失去了信心。

3) 心理失衡

夫妻长年相处，心理活动都处于平衡状态。当一方离世，生者失去了支撑和依托，尤其是老年男性生活适应能力较女性差，心理创伤更大。常可出现退缩、恐怕、紧张、失眠、忧愁等心理不平衡表现。

2. 对老年人丧偶后再婚问题的心理调节

1）鼓励老年人敢于冲破封建世俗偏见，理直气壮地表达自己的心愿

老年再婚本是无可非议的事情，但由于封建主义残余思想的影响，老年再婚还是有一定阻力的。它不但表现在社会舆论和亲属的干涉，还有相当的成分来自老年人自身。许多老年人虽有再婚愿望，但怕人们轻蔑讽刺的神情，背后指指点点的嘲笑，尤其是老年妇女，更受封建伦理的束缚，压抑自己的感情，没有勇气接触这个问题。随着社会的发展，人们思想观念的更新，老年人再婚问题已越来越为社会所重视。舆论的宣传，法律的保护，为老年人再婚创造了条件。

2）正确处理好与子女的关系

有些老年人存在思想顾虑，怕由再婚引起与子女的感情隔阂或伤害了他人的感情。虽然有了老伴，感情上有所依靠，但在日常生活中还需要子女的照顾，特别是日后身体有病甚至失去自理能力以后，更需要有人床前侍奉，自己的子女不情愿，对方的子女也指望不上，反而落得无人管。所以老年人在考虑再婚和建立新家庭以后，要处理好与子女的关系。

3）必须以正确的婚姻观作为基础

那些只图有人照顾我或是只注重地位财产等不正确的择偶动机，都不会有真正感情结合的结果。另外，老年人再婚前，要有充分的心理准备。除了准备应付一些阻力外，更重要的是要从思想上准备改变自己多年来的生活模式，与新的伴侣在共同生活中，互相适应，建立起新的生活模式，共度晚年。

4）处理好财产问题

我国婚姻法规定，家庭全部财产为夫妻共同所有。配偶去世后，子女要求继承其中应得的是合法的。即使财产不多，老年人想把它作为今后生活的保障，也应向子女讲明，求得子女的谅解，其实也减轻了日后子女对老年人的负担，也避免过世后双方子女可能产生的财产纠纷。

5）与年轻人新婚一样，也有一个家庭关系的"磨合"期

有人把这个磨合期称为"婚后危险期"。要特别重视家庭关系的磨合、调适，达到尽快和谐。老年夫妻双方应平等相待，民主协商，切不可主观武断，更不可有大男子主义，要合理分担家务。决不能坚持原来的生活模式，不肯改变。在生活习惯上，双方应注意相互适应，既要尊重对方，又要设法融化对方的缺点。

6）相互尊重对方的感情，允许对方有自己的秘密空间

允许对方对已故老伴的怀念，并从各方面给予更多的抚慰，帮助对方从伤感中解脱出来，这将会进一步增进双方的感情。

操 作 步 骤

针对实际案例中张奶奶的情况，我们可以做如下护理。

1. 心理评估

1）基本信息

服务对象：张奶奶；

性别：女；

年龄：69 岁；

家庭结构：老伴今年 5 月去世；育有一女，但跟女儿分开住；

生活经历：老伴 2000 年患上脑梗死，行动不便，十几年里，照顾老伴几乎成了张奶奶每天生活的全部内容，而且他们的精神状态一直很好，乐观、开朗、积极向上。

此外，张奶奶的文化程度，职业情况等信息也需要养老护理员作进一步了解。

2）患者的生理和心理状态

生理自理程度：生活能自理，能单独生活，但是身体也是每况愈下。

心理情绪反应：话少了，精神状态不好，老发呆，固执（坚持自己一个人住在老房子里；拒绝女儿再给找个老伴的建议），空虚感强烈（老伴走了，不知道自己该干些什么）。

2. 心理诊断

张奶奶在老伴离世前后，精神状态发生很大改变，老伴在世时，张奶奶乐观开朗，喜欢跟邻居嬉笑聊天，但老伴去世后，张奶奶话少了，精神状态和身体状况都大不如从前，由此可以看出，老伴的离世给张奶奶的心理带来了很大冲击，表现为无所事事的空虚感、失落感，深陷于对老伴的怀念不能自拔而产生的情绪低落甚至忧郁，针对张奶奶的这些表现，对张奶奶进行心理护理是当务之急，否则，很有可能发展成为抑郁症。

3. 心理护理计划

养老护理员可以借助抑郁自评量表对张奶奶的心理状况进行测评,根据测评结果制定护理措施;此外,养老护理员要联合张奶奶的女儿,共同商议制定护理措施。

4. 心理护理措施

（1）鼓励表达感觉:对于张奶奶,可以允许并鼓励老年人痛哭、诉说和回忆,或鼓励用写日记的形式寄托自己的哀思。诱导张奶奶把悲哀宣泄出来。

（2）阻断老年人睹物思情:建议张奶奶把去世的老伴的遗物暂时收藏起来,这样可以减轻精神上的痛苦。同时建议老年人多参与外界交往,培养一些业余爱好,或做一些有利于他人的力所能及的事来转移注意力,从而缓解紧张、焦虑的情绪。

（3）预防病人出现伤害自己的行为:养老护理员要及时了解张奶奶的思想动态,谨慎地安排周围环境,使不具备自伤工具,同时,加强观察与巡视,最好建议其女儿或其他家人能够陪伴在侧。

（4）心理支持:一方面养老护理员要对张奶奶体贴照顾,另一方面帮助张奶奶重新与子女、亲友建立和谐的依恋关系,使老年人感受到虽然失去了一个亲人,但家庭成员间的温暖与关怀依旧。

实训演练

张奶奶今年64岁,两个儿子均独立成家,丈夫于3年前因病去世。今年5月,经朋友介绍结识了一个老伴,他没有房子,两位老年人就靠退休工资养活自己。儿子和儿媳们强烈反对两位老人走到一起,说能养活张奶奶,叫张奶奶不要找老伴。可他们平时上班,孙子们都上学,张奶奶一个人在家,连说话的人都没有,真不知该怎么办。

案例中张奶奶遇到的情况,也出现在很多老年人身上,如何处理与子女的关系以及老年人再婚应该注意哪些事项也是老年人再婚遇到的现实问题。下面在【拓展学习】中就对此问题进行讨论,以帮助大家正视老年人的再婚问题。

拓展学习

1. 老年人再婚的好处

（1）有利于减轻子女的精神负担。

（2）有利于抚育下一代。

（3）有利于减轻国家对孤老者的负担。

（4）有利于减少和防止嫌弃和虐待遗弃老年人行为的发生，使老年人的精神得到安慰，心理健康发展。

2. 老年人再婚应注意的事项

1）再婚切忌"短平快"

如果双方没有取得共识和理解，并建立一定的感情基础就匆忙结合，将会陷入进退维谷的境地。再婚对老年人的体力、精力都是一个严峻考验。所以应做到：一要加强婚前了解，了解对方的脾气、性格、爱好、文化素养、经济状况以及家庭成员组成，尤其是双方子女对老年人再婚的态度。二要明确权利和义务，将双方未成年子女的抚养责任和双方子女对两位再婚老年人应尽的赡养义务明确下来。三是考虑财产问题对婚姻生活的影响，应在婚前进行公证，以免婚后发生争执。

2）透过表面知对方

再婚者除财产、儿女等问题之外，彼此健康方面的详细情况是必须了解清楚的。有些老年人对对方的健康状况并不是很了解，在一方患有传染病的情况下，老年人之间一旦亲密接触，就有可能因相互传染而患病。

3）未婚同居当慎重

据悉，老年人再婚的稳定率很低：在天津，老年人再婚后的离婚率高达 70%；在上海，老年人再婚后的离婚率也高达 50%。因此，一些老年人认为，不领证"比较自由"，万一双方"没感觉了"，分手会比较简单。我们都知道未婚同居不为法律所认可，其间如果当事双方的权利受到侵害，是无法得到法律保障的。如果老年人考虑婚姻却未婚同居，则应慎重。

4）自尊是再婚的基础

老年人再婚，感情基础欠缺，极容易怀旧、彼此猜疑，另外，由于经济因素，你有钱就和你过，没有钱就"拜拜"的现象很普遍，很少有同甘共苦。老年人再婚要考虑对方的经济条件，这对今后的生活会有保障作用，但是不可以因为条件而放弃自尊，要想使自己的晚年真正幸福，就要打好再婚的感情基础。老年人再婚后还应有意识地发现和欣赏对方，缺乏这一点，互相之间就只剩下彼此利用的关系了。

5）与儿女坦诚沟通

老年人再婚，应该与儿女坦诚相见，把自己真实的想法告诉他们，与他们在沟通的基础上达成共识。如果担心子女提出异议，可以慢慢渗透。

6）不让"对比"影响再婚

丧偶的老年人再次恋爱时，总是自觉不自觉地拿眼前的对象与过去的老伴相比。因此可以采用下列方法避免"对比"：

一是直面生活，双方在有矛盾时应就事论事，不对过去的事和物做广泛联想；

二是改变思维模式，学会用新人的优点和旧人的缺点相比对；

三是注意不去触动各自心理上的敏感点，例如，双方条件的优劣问题、彼此间的信任问题，特别是老年人竭力回避或厌恶的事情。

能 力 测 评

根据学生听课及【实训演练】的完成情况对学生进行考核。可从知识学习、技能要求和职业态度三个方面进行测评。

项 目	测评标准		得分
知识学习（30分）	能否认真听老师讲课 （5分）		
	听课过程中有无提出问题 （5分）		
	能否回答老师提出的问题 （5分）		
	能否回答丧偶后老年人常出现的心理变化 （5分）		
	能回答对丧偶后再婚老年人的心理调适方法 （10分）		
技能要求（50分）	操作是否标准、规范（40分）	1. 能否对丧偶后老年人的心理变化进行分析（10分）	
		2. 能否对丧偶老年人进行相应的心理护理（15分）	
		3. 能否对再婚老年人进行相应的心理护理（15分）	
	操作过程中有无发现或者提出问题 （5分）		
	与同学、老师是否有互动 （5分）		
职业态度（20分）	具有较高的老年服务的工作意识 （10分）		
	对待老年人有耐心、爱心、细心 （5分）		
	语气适中，语速缓慢 （5分）		
总分			

任务 5　老年人离退休综合征及心理护理

学 习 目 标

知识目标	了解离退休综合征的临床表现及护理措施
技能目标	能够判断老年人是否出现了离退休综合征 能够对离退休综合征老年人进行心理护理
态度目标	热情对待每一位老年人，使之成为一种职业习惯 细心观察刚离职的离退休老年人，发现问题及时采取相应的措施

情 景 导 入

刘老，退休前身体健康，耳聪目明，精神矍铄，领导着一个近千人的大厂子，一点也不比战场上统率千军万马的将军弱，上上下下没有一个人不服他，不敬他。

但是，退休后一年多的光景，刘老就完全变了个人，目光呆滞，脸色灰暗，腰也不直了，背也驼了，过去的精神头一点也没有了，天天在家里是足不出户，特别是最近，刘老的举止越来越奇怪，情绪低落到了极点，动不动就大发脾气。后来干脆一个人跑到阁楼上住了。一天夜里，老伴半夜醒来发现阁楼上的灯还亮着，好像还听见老头子在和谁说话，老伴觉得很奇怪，于是上去一看，发现老头子把孙女的几个布娃娃摆弄在一起，嘴里还在念念有词，好像在指挥工人们生产一样。这样闹了大半夜，白天自然就萎靡不振。

问 题 讨 论

1. 刘老的哪些症状可以判断其患有离退休综合征?
2. 怎么对刘老进行心理护理?

方 法 指 导

针对刘老的情况，首先，可以通过其行为表现与离退休综合征的临床表现进行对比，判断其是否患有离退休综合征;如果确诊，要分析刘老的致病因素以对症下药;最后，根据刘老的具体情况，对其提出相应的心理护理措施。

知 识 学 习

1. 离退休综合征的定义

离退休综合征是指老年人由于离退休后不能适应新的社会角色、生活环境和生活方式的变化而出现的焦虑、抑郁、悲哀、恐惧等消极情绪，或因此产生偏离常态的行为的一种适应性的心理障碍。

2. 离退休综合征常见的临床表现

1）焦虑症状

表现为心烦意乱，脾气急躁，坐卧不安，行为重复，犹豫不决，不知所措；对任何事情都不满或不快，做事缺乏耐心；当听到别人议论工作时，常觉烦躁不安，敏感，怀疑是影射或有意批评自己。

2）抑郁症状

表现为情绪郁闷、忧伤、沮丧、消沉、萎靡不振，有强烈的衰老无用感、失落感和孤独感，对未来生活感到悲观失望，缺乏自信心，不愿主动与人交往。行为退缩，兴趣减退，懒于做事，严重时连力所能及的家务事也不愿意做。

3）躯体不适症状

表现为全身疲乏，四肢无力；头晕头痛、失眠多梦；眼前发黑、听力减退；胸闷或胸痛、腹部不适等症状，但到医院检查又无阳性体征。

3. 对离退休综合征患者的护理

1）心理支持

（1）理解、尊重老年人，尽可能陪伴老年人，善于倾听，给予充分理解，遇事主动与老年人商量，尊重其成就感和权威感。

（2）帮助老年人转化角色、改变认知：面对离退休、空巢、衰老、疾病、家庭冲突等事件，以平常心积极对待，保持良好的心境。

2）保持充实的生活

（1）培养丰富的生活情趣。参加丰富多彩的精神文化活动，可根据各自的年龄、特长、兴趣爱好，做一些在职时想做而没有时间做的事，如上老年大学、做社会调查、读书写作、练拳舞剑、弹琴下棋、种花养草、旅游访友等，可使人乐而无忧。

（2）促进老年人与外界的交往。

（3）鼓励老年人进行适当的体育锻炼与活动。

3）家庭支持

首先是夫妻关系，"年轻夫妻老来伴"，夫妻互敬互爱，对防治离退休综合征作用巨大。其次是家庭成员关系，在希望得到晚辈如子女和孙辈关怀的同时，应多关心体谅晚辈以获得晚辈支持。

4）构建良好的社会支持系统

（1）完善社区服务网络。

（2）丰富精神文化生活。

（3）登记健康状况。

（4）建立各种老年机构。

（5）探索建立老年人的互助组织。

5）心理治疗

对一些离退休综合征严重已导致焦虑、抑郁等心理疾病的患者需在医生指导下进行心理干预；此外，不要讳疾忌医，如果发现自己有了离退休综合征的苗头，也可及时寻找心理咨询师的帮助，避免病情的恶化。

操作步骤

针对实际案例中刘老的情况，我们可以做如下护理。

1. 心理评估

1）基本信息

服务对象：刘老；

性别：男；

职业：大厂子领导；

家庭结构：老伴，儿子儿媳及孙女，一家五口生活在一起；刘老和老伴已退休；儿子儿媳上班，孙女上学。

2）患者生理和精神状态

（1）生理状况：脸色灰暗，腰曲背驼。

（2）精神状态：目光呆滞、情绪低落、脾气暴躁、行为古怪。

2. 心理诊断

根据案例描述，刘老在退休后出现了以下症状。

（1）焦虑症状。案例中，刘老动不动就发脾气，出现了脾气急躁，对任何事情都不满或不快；行为举止古怪。

（2）抑郁症状。刘老情绪低落，足不出户，跑到阁楼上独住，可看出刘老在刻意封闭自己；而刘老将布娃娃当做下属指挥，反映了他退休后的失落感及强烈的角色不适感。

（3）躯体症状：目光呆滞，脸色灰暗，腰也不直了，背也驼了。

据此，可以诊断，刘老患上了离退休综合征。

3. 心理护理计划

据分析，刘老患离退休综合征的原因有以下两个方面。

（1）刘老缺乏充分的思想准备。

（2）刘老个性好强，退休后存在着心理落差。退休前他在所在岗位中处于领导地位，受人尊敬，退休之后，过着与普通老年人一样的生活，两者相比，之前地位越高，退休后出现的心理落差会越大，从而出现消极的情绪，脾气暴躁。

因此，养老护理员要结合刘老患病原因，对其进行护理。

4. 心理护理措施

1）调整心态，顺应规律

可以采取多种渠道，比如老年人讲座等，让刘老认识到，退休是人生必然经历的一个过程，是老年人应有的权利，是国家赋予老年人安度晚年的一项社会保障制度，同时，也是老年人应尽的义务，是促进职工队伍新陈代谢的必要手段。同时，退休是新一段生活的开始，可重新安排自己的生活，使老有所乐、老有所为、老有所学。

2）生活自律，保健身体

刘老应调整自己的作息时间，早睡早起，锻炼身体，建立并适应一种新的生活节奏。

3）多与家人朋友交流，排除孤独

退休后，刘老应该多与朋友家人一起，多沟通交流，比如，闲暇时陪小孙女玩玩，陪老伴买买菜、聊聊家常，陪儿女聊聊工作，也可以找过去的老朋友下下棋、聊聊天。

此外，刘老还可以上老年大学，培养自己多方面的兴趣，也可以做一些力所能及的工作。总之，让自己的生活丰富一些，愉快一些，排除退休带来的孤独感、无用感。

实 训 演 练

孙老，今年62岁，博士，是一名大学教授。他因为"高血压"、"惊恐发作"、"抑郁"等症状，已经在家休息两个多月了。一天，一位身材魁梧、面容憔悴的中老年男子出现在心理咨询中心，他就是孙老。在咨询中心，他向咨询师做了如下自述。

"我很不开心，也不知道怎么了，身体每况愈下，还查不出病因。

那天上午，我在家里突然头晕心慌、胸痛气短、大汗淋漓，我以为是脑出血发作，急忙让妻子（已退休在家）叫救护车去医院。因血压异常高，经急诊后我被收进心血管内科病房治疗。在住院期间，我的血压忽高忽低，波动非常大，可奇怪的是，临床检查和实验室检查均未见异常。为了控制我的血压，医生想了很多办法，可这些治疗办法都不能奏效，主治大夫也无法解释这种情况。就这样住了20多天医院后，医生初步判定，我的血压异常是心理因素所致。

出院回家后，我的情况没有好转，反而越来越频繁地出现胸闷气短等症状，每次都好像要死掉一样，而且持续的时间也越来越长。

我实在不堪忍受，在出院10天后又再次住进了医院。临床的进一步检查仍然没有显示异常，重新调整药物也不能有效改善我的症状和体征。后来医生为我进行了心理测量，结果发现我的'抑郁'和'恐惧'两项分值极高。于是医院给出了'惊恐发作伴抑郁情绪'的诊断，并给我开了相应的抗精神病药物治疗。

我真的不明白，明明是身体出问题了，怎么最后变成了精神病了？一开始我接受不了，后来想想，只要能治好病，其他的不重要。可问题是，抗精神病药物的治疗似乎对我也没有起到明显的作用，在第二次出院后的半个月内，我的老问题仍然会不定期地出现。后来我也担心长期服用精神病类药物对身体不利，所以想到了心理咨询。"

后经咨询师诊断，孙老患有老年离退休综合征。

请结合刘老的案例与知识学习，对孙老是否患有离退休综合征做个诊断，并对其进行心理护理。

情 景 演 练

1. 演练目的

让学生对知识进行再加工，结合知识学习内容，融入情境进行剧本加工，形成一个仿真模拟场景，锻炼学生的人际沟通能力、操作能力，知识的灵活运用能力。

2. 演练方法

在掌握课本知识的基础上，然后通过角色扮演，一位扮演养老护理员，另一位扮演孙老，针对本次任务的任务情景进行实践演练，完成本次任务。

3. 演练过程

养老护理员：孙老，您之前做过心理咨询或心理治疗吗？

孙老：没有，这是第一次。

养老护理员：哦，那在您印象中，心理咨询是怎样的呢？

孙老：心理咨询应该是你问我答，然后你告诉我该怎么办吧。

养老护理员：嗯，您的理解有部分正确。准确地说，心理咨询是"助人自助"。换句话说，心理咨询就是养老护理员协助来访者帮助自己的过程。在这个过程中，来访者是主角，养老护理员是配角，没有主角，这台戏就无法唱下去。

孙老：我是主角？

养老护理员：是的，您是主角。养老护理员会先从您那里了解您所面临的问题是什么、这个问题是如何到您身上来的，以及围绕该问题的相关背景信息等，然后将这些信息作为线索，探索现象背后的真相，包括客观事物的真相和您自己的真相。一旦真相大白，您就有了控制感，就会增添力量，就可以整合资源为自己量身定做个性化的改善计划和方案，有了这些，养老护理员们的行动就有了动力和方向，最后才是行动。不过基本上到了这个时候，不用养老护理员说什么，您自己也知道该做什么了。

孙老：真的吗？听起来不错。

养老护理员：您的高血压症状是从什么时候开始出现的？

孙老：今年年初吧。

养老护理员：那段时间，您生活中发生了什么比较大的事情吗？

孙老：有的。我从一线退居二线。

养老护理员：是突然发生的吗？

孙老：也不算突然。学校前几年就出了这个规定：55岁以上的科研人员和干部，要从一线退居到二线。不过，因为我之前一直身体很好，手头也有好几个课题，所以我总觉得自己不在规定的人员之列。没想到今年年初领导就通知我退下来了，而且基本上没给我多少时间准备，所有的交接工作在一个星期内就完成了。

养老护理员：也就是说，您事先完全没有思想准备？

孙老：是的，完全没有。

养老护理员：退下来后您感觉如何？

孙老：特别不适应，每天不知道干什么。觉得自己一下子不被人承认、没有价值了。

养老护理员：我能理解这种感受，您大概很失落吧。

孙老：是的，很失落，心里空空的。以前觉得每天生活都很有目标、很有劲头，现在整个人都松下来了，懒懒的。

养老护理员：是不是感觉身体也没以前好了？

孙老：是的，感觉身体一下子就垮了似的。

养老护理员：您有进行一下体检吗？身体没什么毛病吧？

孙老：我不做任何与放射科检查项目有关的检查，我害怕核辐射对身体的影响。

养老护理员：是吗？那您应该很注意保护自己身体吧？

孙老：嗯。以前在老家我有喝盐茶的习惯，而盐的过多摄入对血压是有一定增高作用的。我的父母及三个哥哥均是因为高血压引起的脑血管意外而去世，我不希望自己和亲人一样过早地离开这个人世。

养老护理员：那您现在还喝盐茶吗？

孙老：不喝了，11 年前就不喝了。

养老护理员：您真有毅力，那您应该放心了，您已经改掉了这个坏习惯。

孙老：我曾经有一次被诊断为"中度肝硬化"，经多方求医后，最后证明肝脏功能正常，属于误诊，可我每次想起此事时肝区就会隐隐作痛。

养老护理员：嗯，我能理解您的心情，有阴影是吗？

孙老：对。

养老护理员：今天跟您谈话很高兴，我们谈了也有一段时间了，今天就先到这吧。

孙老：好吧。

（养老护理员在与孙老的谈话中，掌握了大量信息，接下来就是对病因的分析，以及提出心理调理措施。）

孙老病因分析：

孙老是一个比较敏感、容易被环境和养老护理员暗示影响的人。目前他有两个恐惧：一是害怕像亲人一样死于高血压导致的疾病；二是害怕自己没了价值。所以，孙老的情况表面上看是身体的高血压反应，但根本的原因是孙老对死亡的恐惧和价值感的丧失，实际上就是"离退休综合征"的一种表现形式。

孙老虽是高级知识分子，但却严重缺乏关于生理和心理的科学常识，加之他极强的自我暗示性和死亡恐惧，形成了他"高血压急性发作"的基础因素，也为"惊恐发作伴抑郁情绪"起到了推波助澜的作用。

另一个原因，也是最重要的原因，是单位不让孙老继续主持教学和科研工作了。

退居二线，这对于一辈子热爱教学和科研工作的孙老来说，无疑是釜底抽薪。这个打击将孙老原来平静而和谐的生活击碎，随之强烈的失落感和无价值感也油然而生，继发的焦虑、恐惧、抑郁情绪也就如期而至。当这些情绪均不能有效表达，不断在身体里积存时，到了极限，它们就突破了身体最薄弱的点喷发出来即"高血压危象"。此后，长时间借助医学也无法有效改善高血压的症状和体征后，让相信科学的孙老更是陷入了恐惧的旋涡而不能自拔。

孙老的心理调适：

（1）学习生活中的科学常识，由此获得更多的自我控制感。例如，核辐射无处不在，一般的人每年正常的辐射摄取量是 1~2 毫希。而一次放射科检查的核辐射远低于 1 毫希，不会对健康有伤害。

（2）进行自我探索，意识到"自我暗示"有正反两个方面的作用，避免将自我暗示用在觉察负面认知和感受方面；可以将自我暗示的能力用在对自己有利的方向上。比如，可以暗示说"我的身体一向很好，如今我有了更多时间锻炼，所以我会比过去更健康"。

（3）自我负责。例如：单位规定"55 岁以上的一线干部要退居二线"，并不针对孙老一人，也不是突然出台，所以他的不适应其实是之前没提前做思想准备造成的。与其怨天尤人，不如自我反省。

（4）转换思路，寻找新目标。不能主持教学和科研工作并不意味着曾经的经验和能力就消失了，可以用来重新开发新的应用领域。

（5）所有的负面情绪都有其正面价值。学习一些缓解情绪的技巧以避免情绪泛滥伤害到自己；一旦了解了情绪和情绪的意义，就可以帮助他学会接受自己，帮助他提升驾驭情绪的能力，这样就有机会让大脑的理智发挥作用。

（6）若想让知识真的改变命运，必须要通过行动来实现。孙老如果将原来被情绪控制的时间和精力放在未来的行动上，假以时日，通过有方向的行动走出自己的困境就指日可待。

拓 展 学 习

1. 离退休前后心理上的变化

为了预防或减少离退休综合征对身心的影响，老年朋友应做好退休后的心理调适。退休前后，心理发展分为下面几个阶段。

1）萌动阶段

退休的心理变化其实早在退休前就开始萌动。即将退休前的一段时间里，在把手上的工作逐渐交班的同时，心理上也应做好准备。离退休并不是一件坏事，要在心理上正确地认识它。对于一位已经工作了几十年的人来说，离退休是组织上给予自己的一种照顾和待遇，何况新老交替也是不可避免的过程。即将退休的人员要做好充分的自我心理准备，在感情上、行动上接受迫在眉睫的现实，以积极乐观的态度对待退休，提早制订离退休后的计划。这种角色转变的前瞻性安排越有序，退休后的角色适应就越主动、越有利。

2）蜜月阶段

这是刚刚退休后的最初一段时期。从平时紧张劳累的工作中解脱出来，此时老年人们寻亲访友、旅游观光、种花垂钓，体验到退休后的异常轻松和欣慰，做了许多过去想做但又没有时间做的事情。此时，退休人员应在尽情享受美好时光的同时，也为后面的生活早做长期打算。

3）低谷阶段

这个阶段是老年人顺利渡过退休适应期的关键阶段。渡过"蜜月阶段"的美好之后，有些退休人员发现，退休前的许多幻想在退休后并不能实现，而几十年的工作习惯形成的强大的惯性又不肯轻易退出心灵舞台，他们感到了失望、痛苦、沮丧，心情陷入低谷。因此，处在这阶段的退休人员应采取各种调整心理活动的方法，使自己重新树立生活的信心。此时，最重要的就是增进人际交往。

4）定向阶段

在这个阶段，退休人员开始调整自己的计划和目标，小心翼翼地进行人生的第二次选择：有的参加各种各样的组织，成为社会工作和社会活动的积极分子；

有的继续发挥专长，造福社会；有的在家庭中担负起孙辈的家教之责，他们的内心世界重又开始感到充实，情绪逐步稳定了，心理活动也趋向协调。这个阶段，亲朋好友固然可以当当参谋，但是最后的选择还是应由老年人自己决定。

5）稳定阶段

所谓稳定不是没有变化，而是退休人员已建立了一套与自己的文化经济背景、个人性格特点相适应的生活模式。他们已经能轻松自如地去应付环境，完成了退休的心理调适，成功地适应了退休生活。社会和家庭也应给退休老年人创造良好稳定的生活环境。

退休的老年人，如果做好如上几个阶段的心理调适，就可以告别离退休综合征，拥有幸福的晚年。

2. 离退休综合征患者的护理程序

1）评估

对患者进行全面评估和护理查体，除掌握每位患者的病情外，还应了解其生理、心理、家庭、社会等方面的情况，将收集到的资料进行综合分析和评估。

2）护理诊断

（1）症状表现：坐卧不安，行为重复，往返犹豫不决，整日不知干什么好；有时还会出现强迫性定向行走。由于注意力不能集中，常做错事；性格变化明显，容易急躁和发脾气；对什么都不满意；多疑，当听到他人议论工作时常会烦躁不安，猜疑其有意刺激自己。平素颇有修养的当事者，有时候也会一反常态而不能客观地评价外界事物，常有偏见。大多数当事者有失眠、多梦、心悸、阵发性全身燥热。

（2）个人应对无效：一是不能满足角色期望；二是社会参与改变，对工作、学习、生活、家庭的无所适从。

（3）发病时间：退休前可能开始出现症状，退休后一年为关键期。

3）护理目标

对离退休综合征患者的护理，最终目的是患者的自我调适。具体来说，患者能采取新的应对方法，能找到适当的社会支持，患者能描述减轻焦虑、控制抑郁的方法，能描述有关离退休综合征方面的知识，并积极预防与调适。

4）护理措施

离退休综合征以心理支持治疗为主，绝大部分患者经过心理疏导、调适而好转；少数患者转化为严重的抑郁症，应依据抑郁症患者的治疗原则治疗。

　　5）评价

　　患者能否采取新的应对方法，适应新的生活方式。患者能否找到适当的社会支持。患者能否描述减轻焦虑、控制抑郁的方法。患者能否描述有关离退休综合征方面的知识，并积极预防与调适。

能 力 测 评

　　根据学生听课及【实训演练】情况对学生进行考核。可从知识学习、技能要求和职业态度三个方面进行测评。

项　目	测评标准		得分
知识学习（30分）	能否认真听老师讲课　（5分）		
	听课过程中有无提出问题　（5分）		
	能否回答什么是离退休综合征　（5分）		
	能否回答离退休综合征的临床表现　（5分）		
	能否知道离退休综合征的护理措施　（10分）		
技能要求（50分）	操作是否标准、规范（40分）	1. 正确描述离退休综合征症状，做出准确诊断（15分）	
		2. 详细制订离退休综合征老年人的心理护理计划（10分）	
		3. 能对离退休综合征老年人进行心理护理（15分）	
	操作过程中有无发现或者提出问题　（5分）		
	与同学、老师是否有互动　（5分）		
职业态度（20分）	能够及时发现相关病症，并采取相关调试措施；早发现、早治疗（10分）		
	与老年人沟通时语气适合、语速缓慢、吐字清晰　（5分）		
	与老年人家属沟通时，心平气和，耐心详细　（5分）		
总分			

任务6 空巢老年人及心理护理

知识目标	了解空巢老年人的定义 了解空巢老年人常见的心理问题 了解空巢老年人的心理护理措施
技能目标	能够运用心理护理措施对空巢老年人进行心理护理
态度目标	关心、关爱空巢老年人

情 景 导 入

李奶奶，今年65岁，退休后赋闲在家，老伴去世半年多，儿女都在本地上班，并不与李奶奶同住。儿女们有时周末回家看看，但经常因为其他事情，不能及时回家。李奶奶经常给子女们打电话，一说起来就没完没了、唠唠叨叨，儿女们因忙工作，往往没耐心听，就给挂掉。最近，儿女们回家发现，家里养了很多的流浪猫，李奶奶说是看猫太可怜了，才收留了它们。后来，听邻居们反映说，李奶奶每周末都会做一桌子菜等儿女们回来，但总是失望；后来就发现李奶奶收留一些流浪猫，每天喂喂小猫们，抱着小猫唠唠叨叨的说话，也不太和邻居交往了。儿女带李奶奶去医院检查，身体没有异常情况。

问 题 讨 论

1. 李奶奶是空巢老年人吗？
2. 空巢老年人是怎么产生的，他们一般有什么样的心理问题？
3. 怎么对空巢老年人进行心理护理？

方 法 指 导

根据李奶奶最近的表现，判定其是否为空巢综合征，并采取有效的心理护理措施消除"空巢化"所带来的不良影响。

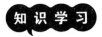

1. 空巢老年人的定义

空巢老年人一般是指所有与成年子女分开居住或无子女的老年群体。全国老龄办 2008 年发布的《我国城市居家养老服务研究》指出，今后空巢现象将更加普遍，空巢期也将明显延长，老年人空巢比例持续增加的趋势不可逆转。空巢给老年人带来的心理影响不可小觑。

2. 空巢老年人常见的心理问题

1) 孤独感和失落感

由于子女成年后离家生活，而老年人或者因退休留在家里，生活圈子变窄；再加上子女忙于工作，回家次数屈指可数，老年人难免会产生孤独感和失落感。这些老年人往往会心理自我封闭，消极情绪不能及时发泄，时间一长，也会产生抑郁心理。

2) 无成就感

老年人独自在家中生活，难免会感到冷清、寂寞，会有一段时间的不适应期。赋闲在家的老年人最大的成就就是能给予子女帮助，但是由于子女不在身边，无法表达自己的爱，导致成就感降低，认为生活无意义。

3) 焦虑

老年人最大的心思就是自己的子女孙辈们，由于想念会经常打电话，或者每逢周末做一桌饭菜等孩子们回家；但是子女们却因为这样那样的一些事情没能回家和父母团聚，时间长了，会加重老年人心理上的焦虑和孤独感。人老了，对子女的依赖会越来越强，当这种强烈的依赖不能满足的时候，就会产生"分离焦虑"。所以，老年人会经常打电话给子女，说很多的事情，以减轻其分离焦虑。

4) 主观幸福感和亲情关系逐步减弱

空巢老年人更需要情感的关注，他们也更渴望外界的支持与关心。但是由于和子女们在空间上的隔离，导致老年人与子女间的沟通和交流减少了，让老年人产生孤独感和无助感，降低了老年人的主观幸福感和亲情关系。

在老年人个性发展中，空巢家庭与非空巢家庭对老年人自我价值感影响的差异尤为明显。对于老年人来说，由于离退休使社会角色和人际圈发生变化，老年人需要重新调整自己的角色和适应新的生活方式。在这个过程中很可能会体验到一种"意义感"的缺失,即自己不仅失去了某些权利,更重要的是自己对于这个社会的"意义性"突然减弱。而对于子女在身边的老年人来说,他们会通过"转移"的方式把注意力集中在对子女的照顾和关心上,如关注子女的婚姻问题,关心子女的工作状况,给子女在生活琐事上提供一些力所能及的帮助等。

3. 对空巢老年人的心理护理

1)子女应常回家看看

子女是老年人最大的精神支柱和寄托。作为子女应时常回家看看,不能回家时要多给父母打个电话,和父母聊聊天,适当地表达对父母的关爱和重视,缓解老年人心中的孤独感等。遇事要多与老年人商议,给予老年人应有的尊重,营造一个和睦的家庭环境。

2)丰富老年人的业余生活

老年人可以丰富自己的业余生活,多与自然、社会和人接触。可以选择到公园跳舞、打太极等,强身健体,促进新陈代谢,延缓衰老;也可以根据兴趣去学习书法、绘画;当然,退休后也可以参加一些社会公益活动,发挥余热。老年人可以多培养一些兴趣爱好,这样,不仅可以丰富自己的精神生活,也可以使自己的身心愉悦。

3)指导老年人有规律地生活

老年人要早睡早起,饮食要定量,要合理营养,禁烟少酒,养成良好的生活习惯。子女也要为老年人营造舒适安全的居住环境,提供良好的经济保障,让老年人能够安度晚年。

操作步骤

针对实际案例中李奶奶的情况,我们可以做如下护理。

1. 心理评估

基本信息

服务对象:李奶奶;

性别:女;

年龄:65岁;

病史:无。

2. 心理诊断

(1)李奶奶经常打电话给子女,唠唠叨叨,说个没完。不管儿女周末回不回来，都做很多菜等待。

（2）收留流浪猫，以寄托感情。

（3）变得冷漠，与邻居交流少。

（4）排除其他身体异常情况。

根据以上情况可基本判断，李奶奶患有"空巢综合征"。可根据李奶奶的具体情况来制定护理措施。

3. 心理护理措施

（1）联系李奶奶的子女让他们常回家看看。如果不能经常回家，也要经常通电话，和李奶奶聊天，以表达儿女们的关心。周末时，多带李奶奶出去游玩，一家人团团圆圆，让李奶奶感受到家的和睦与温馨。

（2）鼓励李奶奶多参加一些业余活动，比如李奶奶喜欢跳舞，可经常去公园等一些场所参加广场舞等活动。

（3）构建社会支持。邻里之间也应相互关心和照顾，鼓励邻居们对李奶奶多关注、关心，建立一个良好的人际关系网，让李奶奶不再孤独和失落。

实 训 演 练

白爷爷 74 岁，家住在农村，老伴于 10 年前因病去世。有一个 40 岁的女儿，远嫁他乡，每年才能回家一次。白爷爷身体状况不是特别好，尤其到了阴雨天气的时候经常腰酸背痛，很多家务事都要自己一个人打理，生活十分艰难。再加上女儿已出嫁远方，很少回家，电话也只是一周才联系一次，心里面十分孤独。每日独守着电视机，很少迈出家门，平日里也不与邻居们来往，性情有些孤僻。前些日子邻居来找他闲谈，觉得白爷爷有些郁郁寡欢，而且一个人生活有许多不方便，身体状况也大不如从前，与白爷爷的女儿交流不上，不知道该怎么办，于是寻求了社区养老护理员的帮助。

针对白爷爷的情况，可按照所学知识，分析白爷爷的心理状况，并为其进行心理护理。

情 景 演 练

1. 演练目的

让学生对知识进行再加工，结合本次任务的知识学习，融入情景进行剧本加工，形成一个仿真模拟场景，锻炼学生的人际沟通能力、操作能力、知识的灵活运用能力。

2. 演练方法

在掌握课本知识的基础上，然后通过角色扮演，一位扮演养老护理员，另一位扮演白爷爷，针对本次任务的任务情景进行实训演练，完成本次任务。

3. 演练过程

先进行一些情景展示。音乐起。白爷爷一个人坐在客厅里，手拿遥控器，随意地调着台，神情落寞。一个电话响起，白爷爷起身去接电话，不小心摔了一跤，久久站不起来。

养老护理员：白爷爷，您好，我是社区的养老护理员，您可以叫我小丽，这是我的工作证。

白爷爷：哦，你是养老护理员啊，找我有什么事吗？

养老护理员：白爷爷，今天是咱们的社区帮助日，您有什么平常不能做的事我都可以帮助您。

白爷爷：哦，我一老头子，平常又不怎么出门，没什么需要你做的啊。

养老护理员：白爷爷，我听邻居说，您会下象棋。那我们下会儿棋吧。

白爷爷：当然会啊，可是我好久都没下过了，也不知道退步了没有。

养老护理员：退步没有我们下一盘就知道了啊，不知道您给不给我这个机会啊？

白爷爷（呵呵地笑起来）：给给给！

（白爷爷和养老护理员便下起了棋。一盘过后，养老护理员输给了白爷爷）

养老护理员：白爷爷，您真是宝刀未老啊，您看我都下不过您。

白爷爷（哈哈地笑起来）：年轻人，你还是太年轻啊！

养老护理员：白爷爷，您下棋那么厉害，那您闺女也一定很厉害吧。

（白爷爷看向窗外，神情有些落寞。）

白爷爷：闺女？她好久都没回来了。（白爷爷像是自言自语）

养老护理员：那她一定是工作忙，没时间回来吧，就像我一样，很少有时间回家的，但是我对我父母一直都很挂念的。

白爷爷：是吗？（白爷爷像在自言自语）

养老护理员：当然是的啊，有哪个子女不想陪在父母身边呢？都是因为生活的原因才不得不离开父母，背井离乡的。您也要体谅您闺女啊。

白爷爷：哦，原来是这样啊。

养老护理员：对啊，白爷爷，所以为了让您闺女不担心您，您应该好好照顾自己啊，比如多出去走动走动，多参加社区活动啊，毕竟这里还是有很多老年人的，你们聚在一起也可以多聊聊天嘛，你们在一起也有很多话说的啊。

白爷爷：是吗？

养老护理员：嗯，白爷爷，您知道吗，社区里有象棋社了，您可以在那里找到很多会下棋的老年人啊，这样您就不会寂寞了啊，而且我可以时常来陪您走走，所以外面的世界还是很精彩的，您只有把自己照顾好了，您闺女才没有后顾之忧，才能安心地挣钱养家啊，您说是不是啊？

白爷爷：你说的也是，那你现在陪我出去走走吧。

养老护理员：好咧！

（白爷爷和养老护理员碰到老年人下棋，白爷爷找到乐趣）

养老护理员：爷爷，您看您今天也累了，我先送您回家，这是我的联系方式，以后您要有啥事就联系我，我呢，也会常常过来陪您的，好吗？

白爷爷：好，谢谢你了小丽。

养老护理员：不客气，爷爷。

之后的日子里，养老护理员又联系了白爷爷女儿，建议她有时间多回家看看老父亲，多跟老父亲打电话；同时，养老护理员又动员白爷爷邻居、社区工作人员一起帮助白爷爷克服空巢危机，享受幸福老年生活。

拓 展 学 习

1. 国外一些国家解决"空巢老年人"问题的方式

新修订的《中华人民共和国老年人权益保障法》规定"与老年人分开居住的赡养人，要经常看望或者问候老年人"，被网民称作"常回家看看法"，并引起了广泛的争论。对此有评论称，与其强制常回家看看，不如为其创造条件。那么国外政府都通过何种方式鼓励民众"常回家看看"呢？

1）韩国政府规定赡养老年人将获得优先购房权

韩国建设交通部 2007 年发布的《住房认购制度改革方案》规定，赡养父母、岳父母、祖父母或外祖父母的家庭将获得优先购房权，最高可在申购房屋时加上

3 分。韩国媒体认为，这项规定一方面缓解了孝顺子女的购房压力，另一方面也鼓励了赡养老年人的良好风气，实在是一举两得。

2）法国："别墅家庭"解孤寂

在法国，缺少温情的老年人会挑选一户人家，让他们搬到自己的家中，组成一个大家庭，重新感受家庭的温暖和亲情。比阿特丽斯·范库珀诺拉和她的家人是三年前搬来的，负责照顾三个生活不能自理的老年人。她一家只需交纳极少的租金，要做的工作就是给这三位年过八旬的老太太营造一个温暖舒适的家庭氛围。

3）美国：全新监测系统帮大忙

据调查，美国 85%的老年人都希望在家中养老。但是，如果老年人独居家中，又患有慢性病，如何让老年人安全舒适地生活且能及时应对突发状况呢？一种全新监测系统帮了大忙。该系统由一个与互联网连接的电脑、电视界面、电话和一系列传感器组成。这些传感器被精心放置在老年人活动的关键地点，如浴室、厨房、入口和卧室，用来监视老年人家中情况并记录他们的行为。如家里一段时间没动静或房门传感器在异常时间关闭，系统就会向家人发出警报。通过电视界面，家人可以给老年人发送短消息、天气预报、幽默笑话或温馨的家庭相片。

2. 宠物对空巢老年人健康的影响

越来越多的空巢老年人喜欢饲养一些宠物，把宠物当做精神的寄托。一些经过特殊培训的宠物们，不仅温和而且聪明，受到老年人的喜爱。国内有研究表明，饲养宠物狗的空巢老年人的生存质量要高于不饲养宠物狗的空巢老年人。宠物可以给老年人带来欢乐，充实生活，让老年人不再孤独和失落，从而提高空巢老年人的生活质量。

能 力 测 评

根据学生听课及【实训演练】情况对学生进行考核。可从知识学习、技能要求和职业态度三个方面进行测评。

项　　目	测评标准	得分
知识学习 （30分）	能否认真听老师讲课　（5分）	
	听课过程中有无提出问题　（5分）	
	能否回答空巢老年人常见的心理问题　（10分）	
	能否回答空巢老年人的心理护理措施　（10分）	

（续）

项　　目	测评标准		得分
技能要求 （50分）	操作是否标准、规范（40分）	1. 能初步判断老年人是否患有空巢综合征（20分）	
		2. 能够对空巢老年人进行心理护理（20分）	
	操作过程中有无发现或者提出问题（5分）		
	与同学、老师是否有互动（5分）		
职业态度 （20分）	关注空巢老年人的生理、心理变化，及时与老年人家人沟通　（8分）		
	真诚对待老年人，要关心老年人、爱护老年人（6分）		
	语速适中，语气温和（6分）		
总分			

任务 7　老年人自杀及心理护理

学习目标

知识目标	了解老年人自杀的原因及防范的有关知识
技能目标	能够使用所学知识，初步判断老年人是否是自杀的高危人群，并且对有自杀倾向的老年人提供适当的心理护理措施
态度目标	关注有自杀倾向老年人的生理、心理变化，并及时与老年人家人及医生沟通

情景导入

2014 年 8 月，某社区一位 80 多岁的李奶奶服安眠药自杀。家人回家后发现，及时送往医院，抢救成功。经询问老年人称，20 年前与老伴出行出车祸，老伴去世，自己双腿残疾。老年人丧偶后搬来与子女同住，因子女工作忙，经常见不到子女，由于自己行动不便，不愿外出。近几年晚上失眠，靠安眠药帮助睡眠，感觉活着是家人的负担，没有意义，趁家人不在服用大量安眠药自杀。

问题讨论

1. 李奶奶为什么会服药自杀？

2. 如何帮助李奶奶及家人，杜绝老年人再次出现自杀行为？

方 法 指 导

对案例中李奶奶进行心理评估,分析李奶奶出现自杀的原因,根据李奶奶的情况制订心理护理计划,采取有效的心理护理措施预防李奶奶再次自杀。

知 识 学 习

1. 老年人自杀的特点

自2000年以后,各年龄段的老年人自杀比率不断上升。所以老年人自杀问题引起各界关注。那么老年人自杀有什么特点呢?

(1)从自杀老年人年龄段看,70~80岁的老年人为自杀高发人群。由于这一年龄段的老年人身体状况逐渐下降,丧偶、兄弟姐妹去世等家庭变故较多,是老年人中承受身体和精神压力最大的年龄段,易发生自杀的情况。

(2)从自杀老年人婚姻及居住状况看,自杀的多为丧偶、独居的老年人。丧偶、独居的老年人内心相对寂寞,容易产生抑郁心理,因而引发自杀念头。

(3)从自杀的方式看,选择跳楼、自缢和跳河的居多。

(4)从老年人自杀的时间上看,往往选择上半夜至凌晨的时间段。

(5)从自杀率看,老年人自杀未遂率低。因为老年人自杀都经过深思熟虑,所以自杀未遂率低。

2. 老年人自杀的常见原因

(1)人格特质:自杀老年人的性格可归纳如下:胆怯,兴趣狭窄,害羞退缩,趋向疑病,易激惹,好挑剔;固执、刻板、不灵活,过于自信;有条理,情感缺乏。

(2)应激:老年人面临各种丧失,如认知功能减退、丧失工作能力、亲人去世,家庭角色丧失、身体功能衰退、失去独立性等,加上老年人对于应激的抵抗能力变差,所以容易发生负性后果,出现自杀观念和行为。

(3)身体疾病:患有慢性难治性身体疾病和疼痛性疾病的老年人自杀风险较高。一方面来自疾病的痛苦,另一方面来自老年人担心给家人造成经济和精神负担。

(4)精神疾病:抑郁症、精神分裂症、焦虑症等是导致老年人自杀的常见精神疾病。其中抑郁症是老年人自杀中最常见的原因。

3. 老年人自杀的预防

1）最接近人群的注意

自杀总存在着很多比较特殊、明显的迹象，只要稍加留心，是不难发现的，比如情绪低落，开始对家人特别关心，回顾以前的过错等，早发现，早预防。

2）社会支持系统

孤独常常是导致老年人自杀的一个因素，所以预防自杀最直接的方式就是亲友的关爱，朋友的关心与支持。

3）诱因的解决

自杀总是存在着各种各样的诱因，诱因的消除就能够很好地打消自杀者的自杀念头。

4）心理及精神干预

（1）错误观念和错误认知的纠正

钻入牛角尖，片面地绝对地看问题往往就是悲剧的根源，通过认知疗法纠正老年人错误的认知。

（2）情绪的调节

通过行为和支持治疗，宣泄不良情绪。

（3）精神治疗

对于有严重抑郁和焦虑的老年人，接受专业的精神评估，给予适当的精神药物治疗，能有效防范自杀的发生。

5）专家的帮助

设置专业的自杀预防机构相当必要，更有效的服务往往能够防患于未然，应该说，《自杀救助热线》也是一个自杀预防（中心）机构，主要是通过互联网进行咨询和化解，对有自杀念头的老年人进行危机干预。

操作步骤

针对实际案例中李奶奶的情况，我们可以做如下护理。

1. 心理评估

1）基本信息

服务对象：李奶奶；

性别：女；

年龄：80多岁。

2）自杀原因的评估

（1）身体疾病：双腿残疾。

（2）精神疾病：抑郁。

（3）社会支持系统少：家人很少在家；很少与外界接触。

3）自杀先兆的评估

情绪低落；绝望；失眠；无用感与自罪感，觉得自己不应活在世上。

2. 心理诊断

（1）有自杀的危险：与情绪低落，孤独有关。

（2）错误认知：觉得自己是家人的负担，自己活在世上没有意义。

3. 心理护理计划

一方面，通过心理干预纠正老年人的错误认知；另一方面，用抑郁自评量表评估老年人的抑郁程度，给予相应的治疗；另外，养老护理员应与老年人的家属沟通，一块参与制定心理护理方案；最后，养老护理员应防范老年人再次出现自杀。

4. 心理护理措施

1）重建老年人的社会支持系统

与李奶奶的家人、朋友沟通，让他们更加理解和接纳李奶奶，关心、关爱李奶奶。

2）给予李奶奶心理治疗

（1）了解李奶奶自杀的原因：认为自己没有用，是家庭的负担。

（2）纠正李奶奶的错误认知：让家人说出对李奶奶的关心，指导家人给予李奶奶能够坚强活下去的希望。

（3）增强李奶奶的信心：鼓励李奶奶多与家人沟通，宣泄不良情绪；适当地参加一些集体活动，多与其他老年人接触；从事简单的家务活动帮助家人，增加自信心，消除无用感。

3）必要时配合精神药物治疗

让李奶奶接受专业的精神科评估，按医嘱服用抗抑郁药物。

4）预防李奶奶再次出现自杀行为

（1）发现李奶奶自杀先兆：情绪低落、失眠、绝望；有自责自罪感，觉得自己不应该活在世上；有无用感，觉得自己是家人的负担，自己是废人；写遗嘱，交代后事等。

（2）环境安全：对于威胁安全的用品保管好，如刀具、剪子、针、绳索、玻璃等；管理好房间的电源；注意观察门窗是否有安全隐患；管理好药物等。

（3）鼓励李奶奶参加有意义的活动：社区老年活动中心的书法、绘画、读书、唱歌等活动。

（4）如果李奶奶抑郁状况没有大的改善，应该及早送到专科医院接受治疗。

实 训 演 练

杨奶奶，74 岁，60 岁时患上支气管炎，生病后的杨奶奶无法干重活，连上坡都会喘不过气。十几年来几乎每个月进一次医院拿药，每月医疗费要三四百元。因儿子开车亏本，家里欠债四五万元。为减轻子女的负担，杨奶奶更多是靠自己和老伴上山摘山胡椒攒医药费和生活费。然而摘山胡椒一天只能赚十几元。

除了杨奶奶自己生病，家中孙子读高中，每年费用上万元，但是只有自己的儿子上班挣钱。杨奶奶忍受不了病痛的折磨和高额的花费，经常发脾气，会跟老伴说，"我自己去死，不会拖累你们的。"

运用我们所学的知识，分析杨奶奶是否是自杀的高危人群，怎么帮助杨奶奶家人制订心理护理计划防范杨奶奶自杀。

拓 展 学 习

1. 自杀的干预

自杀的干预主要在于预防，预防自杀可分为三级，即一级预防、二级预防和三级预防。

一级预防：主要是指预防个体自杀倾向的发展。一级预防的主要措施有管理好农药、毒药、危险药品和其他危险物品，监控有自杀可能的高危人群，积极治疗自杀高危人群的精神疾病或身体疾病，广泛宣传心理卫生知识，提高人群应付困难的技巧。

二级预防：主要是指对处于自杀边缘的个体进行危机干预。通过心理热线咨询或面对面咨询服务帮助有轻生念头的人摆脱困境，打消自杀念头。

三级预防：主要是指采取措施预防曾经有过自杀未遂的人再次发生自杀。

2. 老年人自杀的干预

老年人自杀的首要诱因是抑郁，因此，加强老年人抑郁症的预防和护理，是老年人自杀干预的有效措施。

能 力 测 评

根据学生听课及【实训演练】的完成情况对学生进行考核。可从知识学习、技能要求和职业态度三个方面进行测评。

项　　目	测评标准		得分
知识学习（30分）	能否认真听老师讲课　（5分）		
	听课过程中有无提出问题　（5分）		
	能否回答老师提出的问题　（5分）		
	能正确回答老年人自杀的特点　（5分）		
	能详细知道老年人自杀的原因　（10分）		
技能要求（50分）	操作是否标准、规范（40分）	1. 正确分析老年人自杀的原因　（15分）	
		2. 提出有针对性的心理护理计划　（10分）	
		3. 详细制定合理的自杀预防方案　（15分）	
	操作过程中有无发现或者提出问题　（5分）		
	与同学、老师是否有互动　（5分）		
职业态度（20分）	关注自杀老年人的生理、心理变化，及时采取相关调试措施（8分）		
	及时与老年人及其家属沟通　（4分）		
	沟通过程要有耐心、解释详尽、语速适中、语气缓和（8分）		
总　　分			

课后练习题

一、选择题

1. 酒精依赖的病人在体内酒精浓度过低时出现（　　）。

    A. 精神症状　　　　B. 呕吐　　　　C. 戒断症状　　　　D. 耐受性增高

2. 烟草依赖的病人的典型症状不包括（　　）。

    A. 耐受性增加　　B. 失去控制　　　C. 戒断症状　　　D. 兴奋

3. 对于药物依赖说法不正确的是（　　）。

    A. 药物依赖者只对一种药物产生依赖

    B. 药物依赖者均可产生心理依赖

C. 药物依赖者在停药之后可出现戒断症状

D. 药物依赖者可给家庭及社会带来严重的后果

4. 老年人在丧偶后出现的心理变化不包括（　　　）。

A. 空虚、失望　　　　　　　　　B. 心理失衡

C. 心理不适应　　　　　　　　　D. 正性情绪体验

5. 离退休综合征的老年人常出现的症状不包括（　　　）。

A. 恐惧　　　　B. 焦虑　　　　C. 抑郁　　　　D. 躯体不适

6. 与成年子女分开居住或无子女的老年群体被称为（　　　）。

A. 丧偶老年人　B. 离退休老年人　C. 空巢老年人　D. 失智老年人

7. 对于空巢老年人的心理护理措施说法错误的是（　　　）。

A. 可以增加老年人的生活自理能力，所以不用经常回家看老年人

B. 培养老年人的兴趣爱好，丰富老年人的业余生活

C. 指导老年人有规律地生活

D. 多关心老年人，经常回家看看老年人

8. 预防老年人自杀的措施不包括（　　　）。

A. 家人的关注，发现老年人自杀的先兆症状

B. 将老年人自己锁在屋里

C. 保证老年人生活环境的安全

D. 对于有抑郁的老年人应接受专业精神科的评估与治疗

9. （　　　）是指患者对药物的渴求，以期获得服药后的特殊快感。

A. 药物的躯体依赖　　　　　　　B. 药物的精神依赖

C. 药物依赖的戒断症状　　　　　D. 药物的不良反应

10. 常引起老年人自杀的原因不包括（　　　）。

A. 抑郁　　　　B. 心理应激　　　　C. 衰老　　　　D. 躯体疾病

二、判断题

1. 在帮助药物依赖的老年人戒除药物依赖时，应该一次性把药物全部停掉，这样才能彻底戒除。（　　　）

2. 对于丧偶老年人为了避免受到社会舆论的困扰，不应该选择再婚。（　　　）

3. 酒精依赖的老年人，饮酒量不断增加，是因为老年人出现了耐受性增加。（　　　）

4. 常引起老年人药物依赖的药物有镇静催眠药、镇痛药等。（　　）

5. 空巢老年人指的是没有子女的老年人。（　　）

6. 老年人自杀前常会出现情绪低落、失眠、过分关心家人等先兆症状。（　　）

7. 离退休综合征是一种适应障碍。（　　）

8. 距离产生美，所以空巢老年人的亲情关系会逐步增强。（　　）

9. 离退休综合征的老年人在离退休之后会出现焦虑、抑郁、躯体不适的不良反应。（　　）

10. 所有的老年人在离退休之后都会出现离退休综合征。（　　）

模块 4

老年人常见心身疾病的心理护理

美国研究发现，在一般临床实践中，约有50%的求医者，其症状纯粹是心因性的和功能性的，或伴有大量心因性因素。在现代美国要求就诊的病人中，约有60%属于那些声称有躯体不适，但检查又无躯体品质性病变的患者。这些病人一般具有某些情绪障碍，常伴有不良心理社会因素，采用心身综合治疗有良好效果。因此，与心身相关的心身疾病问题是临床各科存在的重要现实问题，必须引起广大医护工作者的重视。

任务 1　老年人心身疾病及心理护理

学习目标

知识目标	了解老年人心身疾病的诊断方法 了解引起老年人心身疾病的常见病因 了解对老年心身疾病患者的心理护理措施
能力目标	能够判断老年人是否患有心身疾病 能够帮助心身疾病老年人选择可行的心理护理措施
态度目标	关注心身疾病老年人的生理、心理变化，及时与老年人家人及医生沟通

情景导入

王爷爷，男，60岁，年轻的时候是某公司的经理，很有上进心，常常加班，在外应酬，对自己和公司下属要求严格，稍不顺心就发脾气。一旦公司接到重大任务就急着解决，经常为了处理事务忘记吃饭，经常加班在单位睡着。

20年前，在一次开公司会议时，腹痛，出冷汗，面色苍白，被同事送往医院。被诊断为胃溃疡引起的胃出血。住院期间总催促要出院，病情稍微好转就坚决出院，总觉得自己身体好没有问题。出院后常不把自己的病当回事，胃痛时才吃药，至今，反反复复住院五六次。

1 周前，老伴生病（慢性支气管炎）住院，子女工作忙，老人在医院长时间陪伴老伴，因为着急老伴的病情常常睡不好觉，吃不好饭，再次胃出血住院。

问题讨论

1. 根据案例的描述，判断王爷爷患的病是不是心身疾病。
2. 试分析老年人患病的主要原因。
3. 试帮助王爷爷制定心理护理措施。

方法指导

根据心身疾病的诊断标准，对王爷爷进行心理评估，判定他是否患有心身疾病，如果是，做出心理护理计划，为王爷爷提供有效的心理护理措施。

知识学习

1. 心身疾病的定义

心身疾病就是指那些心理社会因素在疾病的发生和发展中起主导作用的躯体疾病。由于它具有生理上的障碍，因此心身疾病又称为心理生理疾病。国内资料显示，在综合性医院的初诊病人中，有近1/3的患者所患的是与心理因素密切相关的身体疾病，所以在治疗时我们采用心身同治的原则。

通过对上述概念的理解，心身疾病有以下的特点。

（1）心理社会因素在疾病的发生与发展过程中起重要作用。

（2）症状表现为躯体症状，有器质性病理改变或已知的病理生理过程。

（3）不属于躯体形式障碍。

2. 心身疾病的病因

（1）应激：主要原因来自家庭、单位和社会的应激。如住房搬迁、丧偶、丧子、家庭矛盾及邻里关系冲突；角色改变，包括单位中职位退变，很多人由原来的主要领导成为退休干部，家庭中的角色也由原来的主心骨逐渐处于从属地位等都可能引起心身疾病，尤其是心血管、消化、内分泌和神经系统的心身疾病。

（2）情绪、情感：不良的情绪、情感状态会使相应激素的分泌发生变化，降低人体的免疫力，从而影响身体健康。老年患者因衰老、疾病及不可避免和日渐临近的死亡威胁而产生的绝望、无助和时间紧迫感及各种原因引起的情绪不稳定等，导致疾病发生。

（3）性格：性格是人对现实的态度和与之相应的、习惯的行为方式，老年人对生活事件的敏感程度较高，很容易受到生活事件影响，有时轻度的生活事件都可导致其心身疾病，如冠心病、高血压、心律失常及消化性溃疡等。特别是 A型性格常被称为"冠心病性格"。

（4）心理防御机制：老年人面临困难或心理压力时心理适应性明显下降，过多使用妥协和消极防御机制，如否认、退行，心理紧张不能及早得到宣泄，不良应付方式容易发生心身疾病及引起心身疾病的预后不良。

3. 心身疾病的诊断标准

美国精神性疾病诊断治疗手册（DSM）的诊断标准如下。

（1）疾病的发生包括心理社会因素，明确其与躯体症状的时间关系。

（2）躯体症状有明确的器质性病理改变，或存在已知的病理生理学变化。

（3）排除神经症性障碍或精神病。

4. 老年心身疾病患者的心理护理措施

1）满足老年患者的需要

心理护理的基本认识在于观察患者与疾病有关的需求，以协助老年患者获得这些需要或正确对待失望。老年患者住院时护士要热情接待，搀扶或用轮椅推老年患者进病房，满足老年人希望受到他人关注的需要，另外有利于建立良好护患关系。对某些老年人的特殊生活习惯，只要无碍于疾病的康复和治疗，一般应给予保持，让老年患者感受到被尊敬。

2）调整老年患者的社会角色

在疾病的发展过程中，有的老年患者病情不见好转，甚至病情恶化，更严重的是病人得知身患绝症后会产生恐惧、焦虑和绝望心理，甚至产生轻生念头，一旦发现，应该运用心理护理加以干预，帮助病人角色健康转化。还有一种情况就是不愿他人把自己当病人，从而不配合治疗也应该运用心理护理加以干预，帮助老年患者角色健康转化。

3）调节老年患者的情绪

帮助老年患者应付消极情绪，培养积极情绪，有利于疾病的康复，预防疾病的复发。如可以采用音乐放松疗法。

4）缓解老年患者的心理社会应激

帮助老年人建立良好的人际关系和获得社会支持，有利于缓解心理应激，抵消生活事件的消极作用。还可以采用认知疗法，纠正老年人对生活事件的不良认知。

5）提高老年患者的适应能力

帮助老年人学习采用积极的心理防御机制应对生活角色的改变，如离退休、丧偶、患严重疾病带来的不良影响，提高适应能力，使之有利于向机体康复的方向发展。

6）加强知识宣教

对于老年患者，养老护理员应运用护理学、心理学知识反复耐心向老年患者讲解，结合他们的病情进行宣教，给予启迪，比如：如何预防疾病的复发，药物的作用及注意点，引起疾病的原因，饮食调理，运动对心理的帮助，有利于身心的一些活动，等等。解除老年患者的心身症结，使其转变心境，积极参与治疗，使其早日康复。

操作步骤

结合老年人心身疾病概述中的影响因素找到病因，具体步骤如下。

1. 对王爷爷的诊断

（1）王爷爷的主要表现为：腹痛，出冷汗，面色苍白，并且临床检查确定王某患有"消化性溃疡"。

（2）引起王爷爷患病的心理社会因素：性格（对自己和公司下属要求严格，稍不顺心就发脾气）；生活习惯（常常加班，忙起来就不吃饭，常应酬）。

（3）王爷爷患上身体疾病和他的心理社会因素有直接关系，所以王爷爷患有心身疾病。

2. 导致王爷爷患心身疾病的主要原因

（1）不良的情绪：焦虑、抑郁。

（2）角色适应不良：不想自己被当做病人。

（3）社会支持少：与同事很少接触，子女忙，关心少。

（4）不良生活习惯：不按时吃饭，不按时睡觉。

（5）应激：离退休，老伴生病。

3. 针对王爷爷的心理护理措施

（1）建立良好护患关系：医护人员在王爷爷入院时热情接待，语言和蔼，耐心细致地询问病情，帮助病人熟悉新环境，介绍同病房病人，消除"陌生感"。

（2）增加其社会支持：鼓励王爷爷多与其他人接触；并且与王爷爷家属沟通，增加家人对老年人的关心。

（3）调整王爷爷角色适应不良：让王爷爷意识到不配合治疗产生的严重后果；让医生给王爷爷讲述他老伴的病情使王爷爷安心，并且让王爷爷的子女多去照顾他们的母亲，使王爷爷对老伴的牵挂减少，从而能够安心住院配合治疗。

（4）纠正不良情绪：通过放松疗法、情绪宣泄疗法，让王爷爷主动诉说自己的不良情绪，并且给予解决。

（5）加强知识宣教：给老年人解释，让他意识到自己不健康的生活习惯与疾病之间的关系，帮助其改变不良生活习惯，让老年人培养自己的兴趣爱好，如打太极拳、练书法，丰富老年人离退休后的生活。

实 训 演 练

罗爷爷，65 岁，胸痛连及后背伴气短、心悸 3 年，加重一个月后就诊。患者于 3 年前出现胸痛连及后背伴气短、心悸，在北京一家大医院就诊被确诊为"冠心病"，坚持服药后好转，患者 1 个月前因与家人生气后胸痛、气短、心悸症状明显加重，伴情绪低落、失眠。询问后发现患者性格内向，小心谨慎，心思细密，遇事多放在心里而前思后想，而其儿子不务正业，脾气暴躁，言语无礼，缺乏忍耐，让老人操了不少心，长期以来患者受了不少委屈，加之生活琐事劳心劳神，患者情绪抑郁常常悲伤欲哭，胸痛连及后背，每遇情绪不佳时疼痛加重，伴胸闷气短、心悸、眠差、纳差。

请分析该老年人为什么会患病，怎么对其进行心理护理。

拓 展 学 习

预防老年人心身疾病的常见方式如下。

1. 建立积极的人际关系

人际关系可以理解为人与人之间的相互作用的过程。它表现了个体与个体之间，个体与群体之间，群体与群体之间的相互交流。个体通过学习进入社会，社会的需要转化为个体的意识与行为，都要通过人际关系这一途径来实现。

一个人在变化着的社会情境中，往往要经常变换自己的角色，按照特定的不同要求调节自己的行为。例如，一个人在工作岗位上可能担任一定的领导职务，而回到家里从事某些劳动时，要听从妻子的指挥。如果不注意演出场景或社会情境的经常变换，相应地进行角度变换，对自身的行为加以必要的调整，表现为适应能力不佳，就会给人带来不必要的烦恼，甚至引起心身疾病。

2. 正确认识自我

正确认识自我对心身健康极为重要，缺乏自知之明，不能正视自己的长处与短处，不能正确地遵从社会的需要和集体的意志，不能正确地规范自己的行为，自我膨胀，自我放任，就会在他人面前失去尊重，在社会中到处碰壁。这种缺乏自我意识能力而遭致的困难处境，也就成为一种紧张刺激，对人体健康不利。不少心因性的躯体疾病及许多心理障碍，往往与自我意识薄弱有一定关系。

3. 要学会调整自己的情绪，培养健全的人格，改正不良的行为方式

前面我们已经说过不良的情绪可引起自主神经系统的紊乱，从而出现躯体症状罹患躯体疾病。实践证明，同样的刺激，在不同的个体其情绪变化不一。能够正确对待的人，会采取有效的办法调整情绪，而不致出现心身疾病。而不善于调整自己情绪的人，甚至很小的刺激也会致病。因此，对待情绪也应像对待身体一样，需要锻炼和修养。学会调整，使生命永葆青春。调整情绪的具体办法很多，如改变环境，找知心朋友谈心，参加文体活动，练书法，练气功，等等。每个人的人格类型和行为特征是心身疾病的重要致病因素，所以，医学心理学、行为心理学十分重视从小培养健全人格和强调改变不良行为方式，这对预防老年人心身疾病有十分重要的意义。

能 力 测 评

根据学生听课及【实训演练】的完成情况对学生进行考核。可从知识学习、技能要求和职业态度三个方面进行测评。

项　　目	测评标准		得分
知识学习 （30分）	能否认真听老师讲课　（2分）		
	听课过程中有无提出问题　（4分）		
	能否回答什么是心身疾病（4分）		
	能否回答老年人心身疾病的诊断标准　（6分）		
	能否回答老年人心身疾病的病因　（6分）		
	能否提出对心身疾病老年人的心理护理措施　（8分）		
技能要求 （50分）	诊断是否 标准、规范 （40分）	1. 能够诊断老年人心身疾病　（10分）	
		2. 能够找到老年人心身疾病的病因（15分）	
		3. 能够对患有心身疾病老年人进行心理护理（15分）	
	操作过程中有无发现或者提出问题　（5分）		
	与同学、老师是否有互动　（5分）		
职业态度 （20分）	关注患有心身疾病老年人的生理、心理变化，及时与老年人家人及医生沟通　（8分）		
	护理过程中是否有足够的耐心、细心、爱心　（4分）		
	与老年人家属沟通时，是否心平气和，是否耐心详细地介绍患者情况，并给家属比较中肯的建议　（8分）		
总　　分			

任务 2　老年人原发性高血压及心理护理

学习目标

知识目标	了解常见原发性高血压老年人的病因及心理特点
能力目标	能够为原发性高血压的老年人提供心理护理
态度目标	关注患有原发性高血压的老年人的生理、心理变化，及时与老年人家人及医生沟通

情景导入

李爷爷，男65岁，曾在一家国营企业工作，做了二十几年科级干部，工作很稳定。平时性格急躁，比较好面子，喜欢吸烟喝酒，不爱倾诉，曾在体检时查出高血压，把烟酒戒掉，一直服药，病情也算稳定。

退休以后整天唉声叹气，爱生气，也没有什么爱好，不爱出门。有次因为同事没和他打招呼就觉得别人看不起自己，一个人在家生气而且更加不愿出去。这次因和子女在教育小孩上有分歧，血压升高，引起晕厥被送往医院。

问题讨论

1. 李爷爷为什么会患高血压？
2. 对李爷爷如何进行心理护理？

方法指导

根据高血压的诊断标准，对李爷爷进行心理评估，判定他是否患有高血压，如果是，做出心理护理计划，为李爷爷提供有效的心理护理措施。

知识学习

1. 原发性高血压的定义

世界卫生组织/国际高血压联盟（WHO-ISH）高血压治疗指南中制定了高血压诊断标准和分级。见下表。

类　别	收缩压（毫米汞柱）	舒张压（毫米汞柱）
理想血压	< 120	< 80
正常血压	< 130	< 85
正常高值	130～139	85～89
1级高血压（"轻度"）	140～159	90～99
亚组：临界高压血	140～149	90～94
2级高血压（"中度"）	160～179	100～109
3级高血压（"重度"）	≥180	≥110
单纯收缩期高血压	≥140	< 90
亚组：临界收缩期高血压	140～149	< 90

老年高血压：年龄在60岁以上，血压值持续或非同日3次以上超过标准血压诊断标准，即收缩压≥160毫米汞柱和（或）舒张压≥95毫米汞柱。其中大多数高血压患者找不出明确的器质性病因，属于原发性高血压（以下简称高血压）。

原发性高血压是最早确认的一种心身疾病，近年来其发病率有上升趋势。

老年人高血压的特点如下。

（1）单纯收缩期高血压增多。

（2）血压波动大，易发生体位性低血压。

（3）伴有不同程度的靶器官损害：老年高血压病人常常引起脑出血、脑血栓、冠心病、肾功能损害等严重并发症。

中国高血压的现状：60 岁及以上老年人群高血压的患病率为 49%，仅 32.2% 接受治疗，仅 7.6% 得到控制。

2. 心理社会因素在原发性高血压发生、发展中的作用

1）慢性应激

长期慢性应激状态较急性应激事件更易引起高血压。研究发现高应激区的居民患病率高。注意力高度集中、精神紧张的职业发病率高。例如，城市居民的高血压发病率高于农村，发达国家高血压患病率高于发展中国家，第二次世界大战期间，被围困在列宁格勒达 3 年之久的人，高血压患病率从战前的 4% 上升到 64%。使动物长期处于应激状态，如让猫或白鼠在取食时都遭受电击（或需经过一场厮打而造成应激状态），那么动物可能因此患上高血压。这些事实证明，社会心理压力与高血压的发生具有密切联系。

2）人格特征

原发性高血压的人格特征：高血压病人具有被压抑的敌意攻击性和依赖性之间的矛盾，焦虑及抑郁，是多型性的。观察发现，暴露于竞争情况下，A 型性格（其特点为争强好胜，时间紧迫感，急躁与敌意）的血压和血浆肾素活性有较明显升高，对应激呈现高反应性。

3）婚姻状态

根据 Framingham 的资料，单身老年人的高血压患病率高于配偶健在者。

4）不良行为因素

患病率与高盐饮食、超重、肥胖、缺少运动、大量吸烟及饮酒等因素有关，这些不良行为因素又直接或间接地受心理或环境因素的影响。

3. 高血压老年人的心理特点

（1）焦虑、紧张：病程长、病因复杂，期望过高，缺乏相应知识担心发生严重并发症。

（2）猜疑：久病成医，缺乏安全感，顾虑重重，敏感多疑。

（3）恐惧：担心血压过高引起严重后遗症而生活不能自理、给家人造成负担等后果。

（4）偏执：多见于知识分子或具有一定医学知识的高血压老年人。高血压的心理生物机制。

操作步骤

针对案例中的李爷爷，如何对他进行心理护理，具体方法如下。

1. 评估李爷爷患高血压的原因

（1）性格：急躁，爱生气。

（2）生活习惯：喜欢吸烟喝酒。

（3）生活事件：退休并且没有爱好，和子女在教育上有分歧。

2. 运用沟通技巧和心理治疗技术，缓解李爷爷的负性情绪

李爷爷在与家人出现分歧时，情绪激动而患病。所以可以指导李爷爷采取松弛训练法缓解生活事件引起的负性情绪。如简易的放松训练法。

（1）安静的环境，舒适的姿势。

（2）闭目养神。

（3）尽量放松全身肌肉，从脚开始逐渐进行到面部，直至完全放松。

（4）用鼻呼吸，并能意识到自己的呼吸。当呼气时默诵 1……吸气时默诵 2……

（5）持续 20 分钟，可以睁开眼睛核对时间，但不能用报时器。结束时首先闭眼而后睁开眼睛，安静地坐几分钟。

（6）不要担心是否能成功地达到深度的松弛，耐心地维持被动心态。让松弛按自己的步调出现。当分心的思想出现时不要理睬它，并继续默诵 1……和 2……随后松弛反应将不费力地来到。进行这种训练，每天 1~2 次。不要在饭后 1 个小时内进行，因为消化过程可能会干扰预期效果。

3. 帮助李爷爷借助生物反馈仪，直接控制血压

生物反馈疗法是利用现代电子仪器生物反馈仪将心理生理有关的某些生物学信息（如心跳、血压、胃肠蠕动、肌肉活动、脑电活动、皮肤湿度等）加以处理，以光和声的形式显示给受试者（即信息反馈），使受试者在这种"照镜子"

的过程中，"看到"或"听到"自己生理活动的变化，了解自己有关内脏的机能，并在医护人员的指导下，学会有意识地控制自身的心理生理活动，以达到调整机体功能、防治疾病的目的。采用生物反馈技术和方法，对疾病进行治疗，即叫做生物反馈疗法。

（1）介绍生物治疗反馈仪的应用及原理，并演示肌肉紧张及松弛时生物反馈仪的反应。

（2）教授李爷爷放松的方法。

（3）在血压升高生物反馈仪发出警告时，让李爷爷利用教授的放松方法，进行放松直至生物反馈仪反馈血压回归正常。

（4）反复练习。一般情况下，每次生物反馈治疗持续 30 分钟左右，每日治疗 1 次，20~30 次为一个疗程。一个疗程结束后，血压一般均可降至正常范围，以后即可脱离生物反馈仪，利用治疗中学到的方法和技术进行自我放松训练。

实 训 演 练

63 岁的张阿姨，突然头晕、头痛、心悸，经心脏科医生诊断为高血压，并制定了相应的治疗方案。但她服药 20 多天后，血压波动很大，仍旧不稳定，不适感更加明显，只好住院治疗。住院两个星期，上述症状好转不明显。

请分析张阿姨为什么会患病，并提出对张阿姨的心理护理措施。

拓 展 学 习

老年人高血压是可以预防的，具体方法如下。

1. 合理膳食

（1）限制钠盐摄入量，首先要减少烹调用盐，每人每日食盐以不超过 6 克为宜。

（2）减少膳食脂肪，补充适量蛋白质，多吃素菜和水果，摄入足量的钾、镁、钙。

（3）限制饮酒，酒精摄入量与血压水平及高血压患病率呈线性相关，高血压患者应戒酒或严格限制。

2. 适量饮茶

茶多酚对人体脂肪代谢有着重要作用。人体的胆固醇、三酸甘油脂等含量高，血管内壁脂肪沉积，血管平滑肌细胞增生后形成动脉粥样化斑块等心血管疾病。

3. 控制体重

体重增高与高血压密切相关，高血压患者体重降低对改善胰岛素抵抗、糖尿病、高脂血症和左心室肥厚均有益。可通过降低每日热量及盐的摄入量，加强体育活动等方法达到。

4. 运动

运动不仅可使收缩压和舒张压下降（约 6~7mmHg），且对减轻体重、增强体力、降低胰岛素抵抗有利。可根据年龄及身体状况选择慢跑、快步走、太极拳等不同方式。运动频度一般每周 3~5 次，每次持续 20~60 分钟。

5. 气功及其他生物行为方法

气功是我国传统的保健方法，通过意念的有道和气息的调整发挥自我调整作用。长期的气功锻炼可使血压控制较好、减少降低药量，并可使脑卒中发生率降低。

6. 保持健康的心理状态、减少精神压力

保持健康心态，减少精神压力对于身体少生病或不生病非常重要，特别是老年人。

能 力 测 评

根据学生听课及【实训演练】的完成情况对学生进行考核。可从知识学习、技能要求和职业态度三个方面进行测评。

项　　目	测评标准		得分
知识学习 （30分）	能否认真听老师讲课　（2分）		
	听课过程中有无提出问题　（4分）		
	能否回答什么是高血压　（4分）		
	是否知道原发性高血压患者的常见致病心理因素　（6分）		
	能否回答原发性高血压患者的心理特点　（6分）		
	能否提出对原发性高血压患者的心理护理措施　（8分）		
技能要求 （50分）	诊断是否 标准、规范 （40分）	1. 分析导致高血压老年人的心理因素　（10分）	
		2. 提出高血压老年人的心理特点　（15分）	
		3. 能够对高血压老年人进行心理护理　（15分）	
	操作过程中有无发现或者提出问题　（5分）		
	与同学、老师是否有互动　（5分）		

续表

项　　目	测评标准	得分
职业态度 （20分）	关注患有原发性高血压的老年人的生理、心理变化，及时与老年人家人及医生沟通　（6分）	
	护理过程中是否有足够的耐心、细心、爱心　（6分）	
	与老人家属沟通时，是否心平气和，是否耐心详细地介绍患者情况，并给家属比较中肯的建议　（8分）	
总　　分		

任务 3　老年人消化性溃疡及心理护理

学习目标

知识目标	了解溃疡病的发病与心理社会因素的关系 了解溃疡老年人的心理护理措施
能力目标	能够分析老年人溃疡的原因并提供心理护理
态度目标	关注患有消化性溃疡的老年人的生理、心理变化，及时与老年人家人及医生沟通

情景导入

张阿姨，女，63 岁，性格争强好胜，自我要求严格。其父患肺癌住院，其母生病（甲状腺功能低下）在家，其夫胆囊炎住院手术，其子辞退工作在找新工作。张阿姨自己开了个批发部，工作重担在肩，所以不能脱身，每日除完成大量艰巨工作外，还奔波于两所医院，照顾父母和丈夫。回家后还要关心儿子寻找工作的情况，持续的高度紧张、忧虑导致突发性的应激性消化溃疡。

问题讨论

1. 张阿姨为什么会患消化性溃疡？

2. 怎么对张阿姨进行心理护理？

方 法 指 导

对案例中张阿姨进行心理评估，判定她是否患有消化性溃疡，如果是，做出详细的心理护理计划，为张阿姨提供有效的心理护理措施。

知 识 学 习

1. 消化性溃疡的定义

消化性溃疡，由于酸性胃液对胃肠道黏膜的自身消化作用而得名。其临床特点为慢性过程，周期发作，中上腹节律性疼痛。消化性溃疡多发生于胃和十二指肠，所以包括胃溃疡和十二指肠溃疡。

老年消化性溃疡的特点如下。

（1）症状不典型。

（2）并发症多。

（3）复发率高。

（4）多个疾病并存。

2. 心理社会因素和老年人消化性溃疡的心理特点

1）个性与行为因素

消化性溃疡患者往往有如下特点：①争强好胜，不能松弛；②独立和依赖之间的冲突；③情绪易波动但又不加克制；④过分关注自己，不好交往。

2）生活事件因素

初诊为消化性溃疡或复发的患者中，分别有84%和80%在症状发作前一周有严重生活事件的刺激。负性生活事件是消化性溃疡常见的心理诱发因素。国内也有学者研究发现消化性溃疡患者遭遇的负性生活事件频数明显多于正常人。

动物试验也同样证明了这一点。Brady设计了一个实验：将两只猴子关进不同的笼子里，让它们各坐在一张约束椅上。每隔20秒钟给它们一次电击，两只猴子各有一开关，只有A猴的开关是真的，能切断电源，使两只猴子都免遭电击。只要A猴在接近20秒时按一下，即将来临的这次电击就不会出现。很快A猴学会了按开关。而B猴因为开关不起作用，只有等待着A猴按压开关才不致被电击。一个月后A猴突然死亡，经解剖发现，它患有严重的胃溃疡。A猴处于随时准备按开关的紧张状态，导致胃酸分泌过量，终因胃溃疡而死；而B猴反正无法躲避电击，听天由命，没有时刻准备切断电源的惊恐、紧张状态，虽然遭受同样次数的电击，但是平安无事。可见长期的精神紧张、不良的情绪反应对机体的危害甚于某些理化刺激。

3）情绪障碍

情绪与许多心身疾病的发生发展关系密切。胃和十二指肠的消化功能对情绪变化极为敏感，加之有的个体具有生理基础（高蛋白酶原血症），刺激损害就更易定位于胃肠器官。流行病学调查表明，精神因素产生应激所致的抑郁、烦恼等不良情绪可致溃疡的发生。中医认为七情皆可内伤，思伤脾。思虑过度，久伤脾气，造成脾胃运化功能失调，促成溃疡发生。

4）社会支持与应对方式

在应激疾病因果链中，社会支持起着缓冲作用，属保护性因子，低社会支持则伴随高的躯体疾病发生率。社会支持的缺乏使个体得不到情感的支持，无安全感，个人的价值不能保证，不易保持身心健康。社会支持的缺乏是消化性溃疡的高危因素。国内学者研究发现消化性溃疡患者的主、客观社会支持及支持利用度均比正常人差。另外，对消化性溃疡患者应对策略的研究也是一个热点。国内有学者研究发现消化性溃疡患者的消极应对得分明显高于正常对照组。不良的应对方式如：吸烟、酗酒、不良的行为方式等都可能对身心健康有一定的影响。

3. 消化性溃疡老年人的心理特点

（1）焦虑：由慢性、周期性、节律性的疼痛引起。

（2）抑郁：因疾病久治不愈和反复发作，患者认为拖累亲人、加重家人负担，常常自卑、自责、唉声叹气。

（3）恐惧：担心胃穿孔，或者大量出血致死，因而极度精神紧张恐惧。

操作步骤

对案例中张阿姨进行心理护理的措施如下。

1. 做好一般护理，让张阿姨安心

（1）休息与活动：在发作期，疼痛剧烈应卧床休息；在缓解期应鼓励其适当活动，以不引起疼痛和不觉得劳累为原则；餐后避免剧烈运动。

（2）对疾病的合理认知：帮助张阿姨知道心理因素与疾病发生、疾病反复发作之间的关系，能够配合护理人员纠正不良的心理因素。

2. 提供心理支持

（1）和谐的护患关系：通过良好的沟通能力与病人建立良好的护患关系；对待老年人一定要有耐心和爱心。

（2）倾听：耐心倾听张阿姨的痛苦与忧伤，应当给予安慰和鼓励，让她在完全信任的情况下将不良情绪宣泄。

（3）鼓励与安慰：了解张阿姨因为家里父母生病及儿子工作问题导致疾病的发作，在病人倾诉不良情绪时，帮助张阿姨寻找解决问题的方法。

（4）解释：给张奶奶解释不良因素与疾病之间的关系，并且让张阿姨学会宣泄不良情绪，学会用积极的态度面对生活事件。

3. 加强健康指导

（1）指导张阿姨调整各种不良的生活方式与饮食习惯，消除各种心理社会压力。例如，帮助张阿姨建立正确的自我观念，不苛求自己，不给自己造成过重的压力；要学会放松自己，做到悦纳自己；学会表达自己的内心感受，让别人理解自己；应适当处理自己的不良情绪，不至于太压抑自己。在人际关系处理上学会顺其自然，不过分关注自己，克服以自我为中心；也不要过分地迎合别人，以至委曲求全。

（2）必要时可采用精神药物治疗，以消除或抑制各种致病精神因素，如镇静剂、抗抑制剂等。

4. 安全护理

注意严密观察张阿姨的病情，防止张阿姨出现严重抑郁情绪而自杀。

实训演练

王爷爷，男，67岁，反复上腹痛10多年，黑便6天被送往医院。患者10年前不明原因的出现上腹部痛，呈饥饿痛，进食或服制酸药上腹痛可缓解，胃镜诊断"胃溃疡"，治疗后症状缓解。在稍后10年不断反反复复，而且每次多在家庭发生变故时复发，经询问家人了解到老人年轻时是单位领导，常常吃饭不规律，而且脾气很急躁，最近因为老伴生病，医院家里两边跑，进食不规律，又出现上腹痛，并出现黑便，遂就医。

王爷爷为什么会患消化性溃疡？怎么对王爷爷进行心理护理？

拓 展 学 习

预防老年人消化性溃疡的方法如下。

1. 养成科学的生活习惯

老年人要控制生活节奏,遇事做到心平气和,保持足够睡眠及休息,适当参加文体活动,注意培养各种爱好,保持良好的心理状态。生活要有规律,注意劳逸结合,保持心情舒畅,避免过度劳累,精神紧张。季节转换时注意保暖,戒烟戒酒,少吃或不吃刺激性的食物。按时就餐,饮食要有节制。切记暴饮暴食,做到细嚼慢咽。消化性溃疡经药物治疗后达到症状缓解,溃疡愈合仍需要继续给予维持量的药物治疗 1 年,对预防溃疡复发有积极意义。

2. 尽量少用或不用对胃及十二指肠黏膜有刺激性的药物

如高血压患者要尽量避免用利血平等降压药,如有关节炎等病变必须服用激素或消炎类等非甾体抗炎药时,应同时服用胃黏膜保护剂或抑制胃酸分泌的药物。抗酸药物治疗可持续到停用上述刺激性药物后,尽量采用肠溶型和小剂量间断用药法。

3. 提高积极防治消化性溃疡病的意识

患消化性溃疡的老年人,疾病活动期要配合医师做合理有效的治疗,适当进行一定量的体力活动,避免精神紧张,充分休息,保持身心安静等都有利于溃疡的愈合。随着病情的好转,可逐渐增加文体活动。患者一旦出现上腹不适或隐痛、腹胀、恶心等消化不良症状,应及时去医院就诊,进行一些必要的检查。一旦发现有消化性溃疡,应遵医嘱做正规治疗并定期复查,直到溃疡全部愈合为止。

能 力 测 评

根据学生听课及【实训演练】的完成情况对学生进行考核。可从知识学习、技能要求和职业态度三个方面进行测评。

项　　目	测评标准	得分
知识学习 （30分）	能否认真听老师讲课　（2分）	
	听课过程中有无提出问题　（4分）	
	能否回答什么是消化性溃疡　（4分）	

续表

项 目	测评标准		得分
	是否知道消化性溃疡老年人的常见致病心理因素　（6分）		
	能否回答消化性溃疡老年人常见心理问题　（6分）		
	能否提出对消化性溃疡老年人的心理护理措施　（8分）		
技能要求（50分）	诊断是否标准、规范（40分）	1. 分析导致该消化性溃疡老年人的心理因素（10分）	
		2. 能够分析消化性溃疡老年人的心理特点（15分）	
		3. 能够对消化性溃疡老年人进行心理护理（15分）	
	操作过程中有无发现或者提出问题　（5分）		
	与同学、老师是否有互动　（5分）		
职业态度（20分）	关注患有消化性溃疡的老年人的生理、心理变化，及时与老年人家人及医生沟通　（6分）		
	护理过程中是否有足够的耐心、细心、爱心　（6分）		
	与老人家属沟通时，是否心平气和，是否耐心详细地介绍患者情况，并给家属比较中肯的建议　（8分）		
总　　分			

任务 4　老年人冠心病及心理护理

学习目标

知识目标	了解心理因素与冠心病发生的关系 了解冠心病老年人的心理特点
能力目标	能够分析冠心病老年人的常见心理问题并提供心理护理
态度目标	关注患有冠心病的老年人的生理、心理变化，及时与老年人家人及医生沟通

情景导入

　　秦爷爷最近刚刚被诊断出冠心病，心脏科医生嘱咐他一定要注意多休息，可是他却没有听医生的话，把病历一扔，就又回单位发挥余热了。

　　秦爷爷是国企退休职工，高中文化水平，平时脾气急躁，喜欢做有挑战性的工作，喜欢和别人争高低，做事情不能被别人打断，如果被打断就易发脾气。当被问及是否了解自己性格时，他脱口说出："我的性格我是知道的，属于比较急、做事麻利的那种。"秦爷爷年轻时工作干练，精神头儿足，常常为了工作连饭都忘记吃。年轻时争强好胜，任何事情都要很快很好地完成。

现在虽然秦爷爷的年纪已是接近六旬，可是他做起事来还是那样的风风火火。但是，好景不长，两个月后，他因心肌梗塞不得不住进医院。

问 题 讨 论

1. 秦爷爷为什么会发生心肌梗塞？
2. 如何对秦爷爷进行心理护理？

方 法 指 导

对案例中秦爷爷进行心理评估，判定他是否患有冠心病，如果是，做出详细的心理护理计划，为秦爷爷提供有效的心理护理措施。

知 识 学 习

1. 冠心病的定义

冠心病是指冠状动脉粥样硬化使血管腔狭窄或阻塞，或（和）因冠状动脉痉挛导致心肌缺血、缺氧或坏死而引起的心脏病，统称冠状动脉性心脏病（CHD），简称冠心病，亦称缺血性心脏病。

老年人是冠心病的高危人群。冠心病是当今世界上危害人类健康和生命最严重而且死亡率最高的疾病。国内外近一个世纪的大量研究认为，冠心病除与高血压、高血脂、重度吸烟、遗传因素有关以外，心理社会因素也是重要的病因之一。

老年人冠心病的特点如下。

（1）无症状冠心病发生率高。
（2）心绞痛症状不典型。
（3）疼痛部位不典型。
（4）并发症多。

2. 心理社会因素与冠心病的关系

1）行为类型

人的行为特征分为 A、B 两型。A 型行为的特点是好胜心强、雄心勃勃、努力工作而又急躁易怒，即具有时间紧迫感和竞争敌对倾向等特征。相反，心地坦荡、不争强好胜、从容不迫的行为特征属于 B 型行为类型。

西方协作组研究计划在 20 世纪 60 年代对 3000 多名中年健康男性雇员进行了近 10 年的追踪观察。结果发现 A 型行为者在整个观察期间冠心病总发生率以及各种临床症状包括心肌梗塞、心绞痛等的出现率 2 倍于 B 型行为者。这一研究说明，A 型行为类型不是冠心病发病后出现的行为改变，而是冠心病的一种危险促进因素，故有人将 A 型行为类型称为"冠心病个性"。

2）社会环境因素

社会生活中的应激因素如亲人死亡、环境变化等常被认为是冠心病的重要病因之一。国外许多回顾性调查显示，心肌梗塞病人出现症状前的 6 个月内，其生活事件明显增多。国内邹之光等调查也发现，心肌梗塞前的 6 个月内病人生活事件明显高于对照组。

冠心病发病率呈现西方发达国家高于发展中国家、城市居民高于农村、脑力劳动者高于体力劳动者的特点，这些结果也间接地证明了社会因素与冠心病的发生有密切关系。

3）行为危险因素

除了 A 型行为，冠心病的行为危险因素还包括吸烟、缺乏运动、过食与肥胖，以及对社会压力的适应不良等。它们往往是在特定社会环境和心理环境条件下形成的。例如，一定的经济条件、饮食习惯、文化背景易造成肥胖，而肥胖者易发生冠心病，因此社会因素与行为危险因素对于冠心病是两类既互相联系，又互相独立的致病危险因素。

3. 冠心病老年人的心理特点

（1）恐惧：心绞痛，尤其是急性心肌梗塞，常突发胸痛、胸闷等，有濒死感，而产生恐惧心理。

（2）焦虑：冠心病本身对老年人就是一个很强的心理刺激，经常担心是否会突然死亡，还会因病情反复、患友病情恶化而产生焦虑心理。

（3）抑郁：担心家人的经济负担。

操 作 步 骤

对案例中秦爷爷的心理护理措施如下。

1. 对冠心病的合理认知

和秦爷爷一起分析老年人患病的原因,让秦爷爷知道自己患病与自己的心理社会因素如好胜心强的性格、不注意休息和适当运动等有直接关系。

2. 实施心理护理——A 型行为的矫正

引起秦爷爷患病的主要病因是他的行为模式,所以在实施心理护理时重点就是纠正秦爷爷的 A 型行为。

在养老护理员的指导下以认知行为矫正疗法为主要手段实施综合矫正。具体做法如下。

(1)自我认知:秦爷爷应了解自己的这种性格与行为特点,认识到其对健康的危害和不利。认识本身就是一种控制和调节,也是改变的第一步。

(2)时间管理:让秦爷爷学习和掌握有效的"时间管理"方法对缓解"时间紧迫感"核心特征十分有效。每天的工作日程不要排得太满,事情应按轻重缓急对待和安排。

(3)情绪管理:帮助秦爷爷学习管理和控制自己的情绪。出现急躁、愤怒、焦虑和敌意时,提醒自己"我在生气"、"我有点着急",这时立即做深呼吸、默念计数或用内在语言对自己说"过 5 分钟再发脾气"。

(4)行为矫正:让秦爷爷有意识地用行为改变行为。如说话时练习放慢语速、降低声调,行动时有意放慢节奏。

(5)生活方式调整:指导秦爷爷多给自己的生活增加一些兴趣爱好、体育运动和闲暇时间,尤其是一些陶冶性情的方式,如养花、钓鱼、听音乐、练书法、绘画等。

3. 加强健康指导

一些不良生活习惯与冠心病有密切关系,所以要指导秦爷爷矫正危险行为:吸烟、酗酒、过食和肥胖、缺少运动等"行为危险因素"的改变需要一定时间和毅力,可分别使用各种行为治疗方法,如吸烟酗酒可以采用厌恶疗法,过食和肥胖者可以采用强化训练的方法促进其多运动。

实训演练

温奶奶是冠心病的老病号，这些年来她可真是为此吃尽了苦头。虽然在日常生活中她十分注意保养，但心慌、胸闷、胸痛等症状还是经常会发生。因此，她每天都生活在冠心病的阴影下，时常会莫名其妙地担心会不会发生心肌梗死，如果发生了该怎么办，等等。结果，她整日心神不宁、忧心忡忡，常常失眠。有时她心里会暗暗地想：活着真是没有意思，还真不如早点走了算了。

该老人为什么会患冠心病？有什么心理特点？怎么进行心理护理？

情景演练

1. 演练目的

让学生对知识进行再加工，结合老年冠心病患者心理护理的知识学习，融入情景进行剧本加工，形成一个仿真模拟场景，锻炼学生的人际沟通能力、操作能力，知识的灵活运用能力。

2. 演练方法

在掌握课本知识的基础上，通过角色扮演，一位扮演养老护理员，另一位扮演温奶奶，针对本次任务的任务情景进行实践演练，完成本次任务。

3. 演练过程

（养老护理员，小刘，之前已经跟温奶奶有了一次交流，双方建立了良好的信任关系，此次前来，目的是帮助温奶奶了解冠心病的心理致病原因，帮助温奶奶克服恐惧、忧虑心理。）

养老护理员：温奶奶，我来看您了。

温奶奶：小刘，来了啊？

养老护理员：嗯，奶奶，忙什么呢？

温奶奶：唉，就我这身子骨，啥都不干都能倒，我还敢忙啥呀。

养老护理员：我就知道，奶奶您还是担心您这冠心病，今天啊，我来就是要跟您好好讲讲您这病的。

温奶奶：是吗？小刘这病是不是很严重啊？

养老护理员：奶奶，您这病严重不严重全在您一念之间。

温奶奶：怎么讲？

养老护理员：奶奶，您知道吗，这冠心病与人的性格有很大关系，性子急的人最容易得冠心病了。

温奶奶：可不是，我打小性子就急，认识我的人都这样说。

养老护理员：是吧？所以啊，您只要把自己的性子磨平，生活中放轻松些，再多加些注意，这病就没事。

（给温奶奶看一些得冠心病十几年、二十几年却平安无事的患者案例）

温奶奶：可是你说我就这性格，我也改不了啊。

养老护理员：奶奶，能改，相信我。您听我说，我呀，教您一些放松训练的方法，您经常做做，慢慢的您就会变得心平气和一些。或者，您也可以打打太极，养养花草，总之就多做一些修身养性的活动。

温奶奶：真的？那好，我试试吧。

（温奶奶按照养老护理员的建议，经过一段时间调整，心态慢慢平稳了，不再整天担心自己冠心病发作，而且，人也变得更加随和了。）

拓 展 学 习

老年人冠心病虽然很普遍，但是可以预防的，具体措施如下。

1. 合理膳食

年过 50 岁以后，即使血脂、血压正常，也要养成良好的饮食习惯。

（1）限制高脂肪、高胆固醇食物的摄入。

（2）多吃蔬菜、水果和谷物，特别是深绿色和橙红色的蔬菜和全谷类食物。

（3）多吃乳制品、豆类、鱼类、瘦肉，以保证摄入足够的优质蛋白和微量元素。

（4）摄入的能量与消耗保持平衡。

（5）限制食盐和酒精摄入。

2. 适当的体育活动

有规律的有氧运动不仅可以减重、增强身体机能及免疫力，而且能预防和治疗高血压，降低心血管疾病的发病率和死亡率。

（1）冠心病患者的运动应以散步为主，患者也可根据自己的年龄、病情、体力和自己的喜好选择运动项目。

（2）运动强度要以不感到劳累为原则，并密切注意运动中的感觉，如出现呼吸费力、头晕、面色苍白等情况应立即停止活动。

3. 合理作息、注重心理健康

老年人一般经历很多生活事件，如离退休、丧偶、子女在外工作空巢等可引起老年人情绪波动较大、紧张焦虑、睡眠不足等，严重危害到心脏的健康。

4. 定期体检

老年人应该养成定期体检的好习惯。一般 1 年体检一次，70 岁以上的老年人建议每半年体检一次。

能 力 测 评

根据学生听课及【实训演练】的完成情况对学生进行考核。可从知识学习、技能要求和职业态度三个方面进行测评。

项　　目	测评标准	得分
知识学习 （30分）	能否认真听老师讲课　（2分）	
	听课过程中有无提出问题　（4分）	
	能否回答什么是冠心病　（4分）	
	能否知道冠心病老年人的常见致病心理因素　（6分）	
	能否回答老年人冠心病的特点　（6分）	
	能否回答冠心病老年人的心理特点　（8分）	
技能要求 （50分）	诊断是否标准、规范（40分）　1. 分析导致该老年人冠心病的心理因素　（10分）	
	2. 能够分析冠心病老年人的心理特点　（15分）	
	3. 能够对冠心病老年人进行心理护理　（15分）	
	操作过程中有无发现或者提出问题　（5分）	
	与同学、老师是否有互动　（5分）	
职业态度 （20分）	关注患有冠心病的老年人的生理、心理变化，及时与老年人家人及医生沟通　（6分）	
	护理过程中是否有足够的耐心、细心、爱心　（6分）	
	与老年人家属沟通时，是否心平气和，是否耐心详细地介绍患者情况，并给家属比较中肯的建议　（8分）	
总　　分		

任务 5　老年人痴呆心理护理

知识目标	了解老年性痴呆的症状 了解痴呆老年人常见心理问题
能力目标	能够正确判断老年人是否患有老年性痴呆 能够识别痴呆老年人的心理问题，并进行心理护理
态度目标	关注痴呆老年人的生理、心理变化，及时与老年人家人及医生沟通

情 景 导 入

邓爷爷，男，82岁，退休教师，有吸烟饮酒的习惯。2003年初，家人注意到老人出现记忆力改变，比如：拿过的东西转眼就不记得了；去市场买菜经常丢菜篮子；老人经常坐立不安，好像很忙碌，一天去三次市场，总要做饭；脾气大、易发火、说话也变得反复。2004年，老人经常走丢，行动变得迟缓，面部无表情，对经常在身边的人还可以认识，说话不清楚，看上去呆呆傻傻的。被家人送往医院治疗，邓爷爷被诊断为老年性痴呆。

问 题 讨 论

1. 根据案例的描述，可以提取哪些有效信息为邓爷爷确诊？

2. 试分析，邓爷爷有哪些临床问题需要解决？

3. 试帮助邓爷爷拟定初步的心理护理方案。

方 法 指 导

收集案例中邓爷爷的资料，对他进行心理评估，判定他是否患有老年性痴呆，如果是，做出详细的心理护理计划，采取有效的心理护理措施解决邓爷爷的老年性痴呆问题。

知 识 学 习

1. 老年性痴呆的定义

所谓的老年性痴呆症是发生在老年期及老年前期的一种原发性退行性脑病,指的是一种持续性高级神经功能性活动障碍,即在没有意识障碍的状态下,记忆、思维、分析判断、空间辨认、情绪等方面的障碍。

2. 老年性痴呆的症状

老年性痴呆随着时间的推移病情逐渐加重,病程可分为以下三个阶段。

1）第一阶段症状（1~3 年）

为轻度痴呆期。表现为记忆减退,对近事遗忘突出;判断能力下降,病人不能对事件进行分析、思考、判断,难以处理复杂的问题;工作或家务劳动漫不经心,不能独立进行购物、经济事务等,社交困难;尽管仍能做些已熟悉的日常工作,但对新的事物却表现出茫然难解,情感淡漠,偶尔激惹,常有多疑;出现时间定向障碍,对所处的场所和人物能做出定向,对所处地理位置定向困难,复杂结构的视空间能力差;言语词汇少,命名困难。

2）第二阶段症状（2~10 年）

为中度痴呆期。表现为远近记忆严重受损,简单结构的视空间能力下降,时间、地点定向障碍;在处理问题、辨别事物的相似点和差异点方面有严重损害;不能独立进行室外活动,在穿衣、个人卫生以及保持个人仪表方面需要帮助;计算不能;出现各种神经症状,可见失语、失用和失认;情感由淡漠变为急躁不安,常走动不停,可见尿失禁。

3）第三阶段症状（8~12 年）

为重度痴呆期。患者已经完全依赖照护者,严重记忆力丧失,仅存片段的记忆;日常生活不能自理,大小便失禁,呈现缄默、肢体僵直,查体可见锥体束征阳性,有强握、摸索和吸吮等原始反射。最终昏迷,一般死于感染等并发症。

3. 老年性痴呆患者常见的心理问题

（1）焦虑:痴呆患者易出现失落和不安全感,症状有坐立不安,不停地搓手,来回走动等。

（2）抑郁:表现为呆滞、退缩、食欲减退、心烦、睡眠障碍、疲倦等。

（3）激越：情感不稳定，常为小事发火，逃避、顽固、不合作，甚至出现攻击行为。

（4）欣快：常表现为满足感，易怀旧，自得其乐，话语增多，面部表情幼稚。

（5）淡漠：表现为退缩、孤独、回避与人交往，对环境缺乏兴趣。

操作步骤

对案例中邓爷爷的心理护理如下。

1. 取得家人的支持

让家人了解邓爷爷的情况，获得家人对他的支持和帮助。

2. 实施心理护理

1）与病人接触并取得信任

养老护理员可以选择与邓爷爷的老伴联系，并协商通过她的引见来建立邓爷爷对护理人员较为良好的第一印象。与邓爷爷最初的相处中尤其注意避免过度地、直接地聊及其隐私。经过几次相处之后，邓爷爷对护理人员的信任感慢慢建立起来，此时再慢慢尝试聊深入一些话题，如邓爷爷与两个女儿的矛盾，邓爷爷对现状的满意之处和不满之处，等等。

2）亲情人际疗法

针对邓爷爷与两个女儿长期存在矛盾的情况，采用亲情人际疗法，建议两个女儿经常来看父亲，与父亲聊聊家常，让父亲感觉到两个女儿对他的关心。

3）心理治疗

对邓爷爷可采用回想疗法，帮助他改善记忆。同时针对当前思维混乱，可采用现实定位法，使他慢慢认清现状。对于目前大小便失禁等情况可以采用行为疗法，为其建立新生活秩序的条件反射。

4）对语言障碍的护理

邓爷爷出现了语言障碍，应训练其语言表达能力，要从简单到复杂，先单音节字，如随照顾者说数字"1，2，3…"，有进步后，说一些常用物品的名字"桌子、筷子、椅子……"，然后可以采取提问的方式，回答简单问题，根据患者的表达能力，给予相应鼓励，多说多练非常必要。

5）对记忆、思维障碍的护理

应反复训练邓爷爷记住居住的环境、物品放置、周围的人和事。由于早期患者近记忆的下降，护理员需要帮助患者准备一个备忘录，让患者随时把有关的事情记下来，如电话号码、人名、地名、需办的事情等。根据患者的病情和文化程度，教他们记一些数字，由简单到复杂反复进行训练；把一些事情编成顺口溜，让他们记忆背诵；利用玩扑克牌、玩智力拼图等进行锻炼，以帮助患者扩大思维和增强记忆。

6）定向障碍的护理

邓爷爷外出时必须有专人陪护，防止其单独外出、走失，发生意外事件。并且在日常生活护理时反复向其讲述日期、时间、地点、天气等，使邓爷爷逐渐形成时间概念。

7）增强患者的自信心

反复训练邓爷爷穿衣、行走、洗漱、进食、上厕所等，邓爷爷还能做的事情尽量让他自己做，不要完全包办，以便尽可能长时间地维持还没有丧失的自理能力。同时徒手或借助器械进行各种改善患者运动功能的训练，训练时注意配合患者的节奏，不宜操之过急，逐渐增加活动量，对长期卧床的老年人每天应进行两次肢体被动锻炼，防止肌肉萎缩。从而增加患者治疗的信心。

实训演练

周奶奶，女，73岁，汉族，初中学历，丧偶。生于安徽，早年举家迁往南京，后在南京某锅炉厂做保管员至退休。4年前脑梗塞后出现记忆力减退，以近事记忆为主。脑梗塞致周奶奶左侧肢体出现偏瘫的趋势，步态不稳。最近一个月以来经常出门找不到回家的路被警察送回，家属劝说无效甚至会有冲动行为，医生诊断为血管性痴呆。

据了解，周奶奶早年丧母，父亲在几年前去世。经人介绍与丈夫相识，与丈夫感情极好，但一生未能生育子女，几年前丈夫的去世对其打击很大。因从小与弟弟感情比较亲密，周奶奶的丈夫去世后的生活起居由弟弟一家代为照料。弟弟家庭较为和睦，其子女与周奶奶关系一般。

请结合【情景导入】中邓爷爷的心理护理及【知识学习】的相关内容，分析周奶奶患病的心理诱因，并对周奶奶拟定初步的心理护理方案。

拓展学习

老年性痴呆的进展是难以逆转的，故早期采取预防措施是最好的方法。具体措施如下。

1）勤奋学习，科学用脑

经常读书看报，或勤于笔耕，或经常参加知识性、趣味性的活动，不断接受新的信息，可以使大脑神经细胞兴奋性增强，思维常处于活跃状态，从而促进脑细胞代谢。此外，学习还可使大脑血流量增加，供血供氧充足，从而延缓神经细胞萎缩，减缓脑功能衰退。

2）广交朋友，拓宽交往

老年人应走出家门，广交朋友，动静结合。在生活中培养广泛的兴趣爱好，参加有益身心的各种活动，如下棋、绘画、书法、养花等，这对活跃大脑、增强大脑的兴奋性十分有益。

3）加强锻炼，增强体质

老年人可通过适当参加体育锻炼，如散步、打太极拳、游泳、打门球、练健身操等活动来增强体质，减缓衰老。还可经常进行手指、手腕运动，如玩健身球、进行编织等。这些活动，不但可以延缓大脑衰退，而且还对受损脑细胞功能恢复有利。

4）开朗乐观，心理平衡

老年人要保持心态平和乐观，防止各种不良精神刺激，同时也要避免出现"饱食终日，无所用心"、"老而无用"等不良情绪。

5）加强营养，调整饮食

老年人生理机能减退，食欲下降，容易导致营养不良，所以，老年人应重视调整饮食结构，适当多进富含优质蛋白质、多种维生素和微量元素的食物，如各种瘦肉、鱼类、蛋类、乳类、新鲜蔬菜和水果等；身体肥胖或患有动脉粥样硬化、冠心病、高血压、糖尿病的患者，应注意摄入低脂、低盐、低糖食品，尽量少吃动物脂肪、动物内脏等食品。

能 力 测 评

根据学生听课及【实训演练】的完成情况对学生进行考核。可从知识学习、技能要求和职业态度三个方面进行测评。

项　　　目	测评标准		得分
知识学习 （30分）	能否认真听老师讲课　（2分）		
	听课过程中有无提出问题　（4分）		
	能否回答什么是老年性痴呆　（4分）		
	能否回答老年性痴呆的症状　（6分）		
	能否知道老年性痴呆患者的心理问题　（6分）		
	能否提出对老年性痴呆患者的心理干预方案　（8分）		
技能要求 （50分）	诊断是否 标准、规范 （40分）	1. 能够判断老年人是否患有痴呆　（10分） 2. 能够找出痴呆老年人的心理问题　（15分） 3. 能够对痴呆老年人进行心理干预　（15分）	
	操作过程中有无发现或者提出问题　（5分）		
	与同学、老师是否有互动　（5分）		
职业态度 （20分）	关注痴呆老年人的生理、心理变化　（10分）		
	及时与老年人家人及医生沟通　（2分）		
	与老人及其家属沟通时，要细心、耐心，语速缓慢、语气适中（8分）		
总　　　分			

课后练习题

一、选择题

1. 心身疾病的病因不包括（　　　）。

　　A. 应激　　　　　B. 情绪、情感　　C. 环境　　　　　D. 性格

2. 消化性溃疡老年人的心理特点不包括（　　　）。

　　A. 自卑　　　　　B. 抑郁　　　　　C. 焦虑　　　　　D. 恐惧

3. 老年人面临困难或心理压力时心理适应性明显下降，过多使用（　　　）如否认、退行，心理紧张不能及早得到宣泄，不良应付方式容易发生心身疾病及引起心身疾病的预后不良。

A. 逃避　　　　　　　　　　B. 消极防御机制

C. 隔离　　　　　　　　　　D. 投射

4. 老年心身疾病患者的心理护理措施不包括（　　　）。

A. 调整病人的社会角色　　　　B. 调节病人的情绪

C. 提高病人的适应能力　　　　D. 加强体育锻炼

5. 世界卫生组织／国际高血压联盟（WHO-ISH）高血压治疗指南中正常血压收缩压（毫米汞柱）和舒张压（毫米汞柱）分别为（　　　）。

A. 收缩压＜120　舒张压＜80　　B. 收缩压＜130　舒张压＜85

C. 收缩压＜140　舒张压＜90　　D. 收缩压＜150　舒张压＜100

6. 高血压发病率与（　　　）因素无关，不良行为因素又直接或间接地受心理或环境因素的影响。

A. 高盐饮食　　　　　　　　B. 运动量少

C. 偏瘦　　　　　　　　　　D. 大量吸烟及饮酒

7. 高血压老年人常具有（　　　）心理特点，担心血压过高引起严重后遗症而生活不能自理、给家人造成负担等后果。

A. 恐惧　　　B. 偏执　　　C. 焦虑　　　D. 猜疑

8. 采用生物反馈技术和方法，对疾病进行治疗，即叫做（　　　）。

A. 认知疗法　　　　　　　　B. 投射法

C. 肌电生物反馈疗法　　　　D. 生物反馈疗法

9. 消化性溃疡多发生于（　　　），是常见病，多发病。

A. 胃和小肠　　　　　　　　B. 胃和十二指肠

C. 胃　　　　　　　　　　　D. 大肠

10.（　　　）是指冠状动脉粥样硬化使血管腔狭窄或阻塞，或（和）因冠状动脉痉挛导致心肌缺血、缺氧或坏死而引起的心脏病。

A. 心绞痛　　　　　　　　　B. 冠心病

C. 先天性心脏病　　　　　　D. 心悸

二、判断题

1. 心身疾病就是指那些心理社会因素在疾病的发生和发展中起主导作用的躯体疾病。（　　　）

2. 老年人面临困难或心理压力时心理适应性明显下降，过多使用妥协和消

极防御机制如否认、退行，心理紧张不能及早得到宣泄，不良应付方式容易发生心身疾病及引起心身疾病的预后不良。（　　　）

3. 老年高血压：年龄在 60 岁以上，血压值持续或非同日 3 次以上超过标准血压诊断标准，即收缩压≥160 毫米汞柱和(或)舒张压≥95 毫米汞柱。（　　　）

4. 继发性高血压的人格特征：高血压病人具有被压抑的敌意攻击性和依赖性之间的矛盾，焦虑及抑郁，是多型性的。（　　　）

5. 长期慢性应激状态较急性应激事件更易引起高血压。研究发现高应激区的居民发病率高。（　　　）

6. 气功是我国传统的保健方法，通过意念的有道和气息的调整发挥自我调整作用。（　　　）

7. 中医认为七情皆可内伤，思伤脾，思虑过度，久伤脾气，造成脾胃运化功能失调，促成溃疡发生。（　　　）

8. 患消化性溃疡的老年人，疾病活动期要配合医师做合理有效的治疗，适当进行一定量的体力活动、避免精神紧张、充分休息、保持身心安静等都有利于溃疡的愈合。（　　　）

9. 中度痴呆期的患者已经完全依赖照护者，严重记忆力丧失，仅存片段的记忆；日常生活不能自理，大小便失禁，呈现缄默、肢体僵直，查体可见锥体束征阳性，有强握、摸索和吸吮等原始反射。（　　　）

10. 老年性痴呆患者常见的心理问题中，激越是指常表现为满足感，易怀旧，自得其乐，话语增多，面部表情幼稚。（　　　）

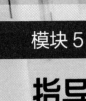

模块5

指导老年人开展健康的心理保健活动

老年人心理保健活动能够有效地预防各种老年疾病、提高老年人的生活质量、帮助老年人安享晚年，常见活动有很多，主要有读书、听音乐、游泳、打太极拳等。

任务1　指导老年人开展读书活动

学习目标

知识目标	了解心理健康的定义 了解读书的意义 了解老年人读书的注意事项
能力目标	能够指导老年人进行科学的读书
态度目标	关心关爱老年人，为老年人的健康愉快生活做出奉献

情景导入

　　某机关单位退休职工李爷爷，71岁，一向身板硬朗，前年老伴去世，之后，和女儿一起居住，但是，闭门不出，也不做活动，并事事关心，觉得女儿女婿对她不好，自己过得很委屈，经常乱发脾气，晚上失眠，不思茶饭。女儿女婿为此很是无奈，于是向心理咨询师求助，制定了一个心理保健方案，女儿买了好多李爷爷年轻时喜欢看的书，李爷爷便在家里读书，后来，李爷爷还参加了同市的一个老年人读书协会，走出了家门，结交了几个同样爱好读书的老年人，生活变得有滋有味。

问 题 讨 论

1. 李爷爷心理健康吗？

2. 李爷爷为什么会出现乱发脾气、失眠、不思茶饭的现象？

3. 李爷爷是怎样恢复快乐生活的？

4. 读书的意义？

方 法 指 导

指导老年人读书活动，首先要评估老年人是否有读书爱好，喜欢读什么样的书籍；其次，书籍的选择；再次，制订读书计划；最后，指导老年人读书，并形成习惯。

知 识 学 习

1. 心理健康概述

在整体医学模式中，健康不仅仅是指没有疾病或病痛，而且是一种躯体上、精神上和社会上的完全良好状态，还要有道德。

世界卫生组织（WHO）提出来的健康的 10 大标准如下：

（1）精力充沛，能从容不迫地应付日常生活和工作。

（2）处事乐观，态度积极，乐于承担任务，不挑剔。

（3）善于休息，睡眠良好。

（4）应变能力强，能适应各种环境变化。

（5）对一般感冒和传染病有一定的抵抗力。

（6）体重适当，体态均匀，身体各部位比例协调。

（7）眼睛明亮，反应敏锐，眼睑不发炎。

（8）牙齿清洁、无缺损、无疼痛感，牙龈颜色正常、无出血。

（9）头发光洁，无头屑。

（10）肌肤有光泽、有弹性，走路轻松。

2.老年人心理健康的判断

心理健康，也称心理卫生，一般是指心理状态良好，态度端正，情绪积极稳定，社会适应能力较好，等等。一个人心理健康与否，一般从以下几个方面来判断。

1）心理活动的内容要客观真实

一个人在看待周围人和事物的时候，他的所思所想要尽量与实际保持一致，否则就会造成认知上的偏差，一旦这种偏差或错误持续时间过长就会导致相应的心理障碍。例如，一个多疑症患者，看到两个人在说悄悄话，会认为他们在说我坏话，甚至在商量着谋害自己，由此可见，其心理活动的内容就不够客观真实。

2）心理活动的过程要协调和完整

心理过程包含认知、情绪情感、意志三个基本的过程，一个心理健康的人在认识了某件事之后，会激发起相对应的情绪情感，在这种情绪情感的影响下做出相对应的行为表现，知、情、意是一个相互协调的统一体，没有冲突和矛盾。一旦知、情、意三者之间有不一致的地方就会造成心理障碍。例如，受虐症患者，在别人虐待他的时候会产生一种快感，甚至还要感激对方。

3）人格要和谐统一

人格包含倾向性、心理特征和自我调节系统三个部分，倾向性又包括需要、动机、兴趣、理想、信念等，心理特征包括能力、气质、性格，自我调节系统用来调整倾向性与心理特征之间的矛盾与冲突，其功能的强大与否决定了一个人心理健康水平的大小。正是自我调节系统把人格进行了整合，使其成为一个健全的、和谐的统一体，只有这样人格才会健康、健全，否则就会出现心理障碍，严重的会产生人格障碍，如人格分裂症。

4）人际关系良好

人际关系是一个人心理健康的外在体现，人际关系的好坏基本上能反映出心理健康程度。

5）要有道德

道德是人社会化属性的一个重要组成部分，分为自我理想与良心两个部分：自我理想用来设置一个人自身所持有的道德行为标准；良心对违反道德行为标准的想法和行为进行心理惩罚。一个人没有良心，没有道德，就没有人类所必须具备的社会性，就不是一个心理健康的人。

3. 老年人读书的注意事项

（1）坐姿端正，头放正，背挺直，眼睛与书本的距离保持在 33 厘米左右。

（2）每半小时休息 5~10 分钟，向远处眺望（最好看远处的绿色树木），以休息眼肌。

（3）光线要适中，不能在阳光下。

（4）字体不能太小，必要时配放大镜。

（5）眼到、心到，用心感受书。

（6）要有读书计划。

（7）要读好书。

（8）要做笔记，读写结合。

操 作 步 骤

因为老年人有更多的时间可自由支配，所以完全可以读读书，让老年人老有所学、老有所乐。老年人该怎样去读书呢？具体方法如下。

（1）先看目录速读全书，掌握风格。

（2）回想自己所了解的，比作者多及少的地方（绝大多数是少）。

（3）既然少，就想想从这本书里看到什么内容，哪些是自己最感兴趣的，对自己最有帮助。

（4）目标确定后，规定时间。

（5）重点放在目录，大标题和每章节的开头结尾处，这样速度快而且能抓住重点。

（6）记下一些好的句子或重点段落。

（7）随时保持"批判性思维"，让自己的思维活跃起来，把每一个能联想起来的点画在导图上，并谈谈作者观点的优缺点和自己的看法，还可以参考哪些等。

（8）最后复习一遍，选择重点段落完善导图。

（9）自己整理笔记，总结收获。

实 训 演 练

李爷爷，68岁，入住某老年公寓，身体无大碍，不爱跟人说话，心情抑郁，爱发牢骚，偶尔会失眠。

可按照上述操作步骤进行指导，让李爷爷学会读书，排解不良情绪。

情 景 演 练

1. 演练目的

让学生对知识进行再加工，结合本次任务的知识学习，融入情景进行剧本加工，形成一个仿真模拟场景，让学生学会指导老年人读书活动，锻炼学生的人际沟通能力、操作能力及知识的灵活运用能力。

2. 演练方法

在掌握课本知识的基础上，通过角色扮演，一位扮演养老护理员，另一位扮演李爷爷，针对本次任务的任务情景进行实践演练，完成本次任务。

3. 演练过程

（养老护理员，小王，在此次交流之前，已经与李爷爷交流过一次，取得了李爷爷的信任。）

养老护理员：李爷爷，您好，我又来看您啦。

李爷爷：哦，小王来了啊。

养老护理员：是的，李爷爷，最近几天过得可好啊？

李爷爷：唉，老样子。

养老护理员：咚咚咚，李爷爷，看，我给您带来了礼物。

（养老护理员双手献上自己带来的书《快乐老年》）

李爷爷：《快乐老年》？

养老护理员：是啊，李爷爷，上次您不是说您很无聊又不愿意与别人交流吗，我就给您带本书解乏。

（李爷爷不停翻着书）

养老护理员：李爷爷，这本书涉及面很广，有关于老年人如何养生，也有帮助老年人获得快乐等，您可以看着目录，选择您喜欢的。

李爷爷：嗯，好，谢谢啊，小王。

养老护理员：李爷爷，跟我您还客气什么？李爷爷，您看的时候，觉得好的地方可以摘出来，去指导指导其他的爷爷奶奶，他们肯定特崇拜您。

李爷爷：呵呵，好好好。

养老护理员：李爷爷，您看书得注意光线，时间也别太长，看一会儿休息一下再看，千万别累着。

李爷爷：好，放心，孩子，我知道。

养老护理员：那行，李爷爷您先看着这本，看完了，我再给您找其他的好书。

李爷爷：好，辛苦你了，孩子。

养老护理员：没事，李爷爷，您开心就好。

（后面几天，李爷爷潜心读书，一周后，养老护理员小王再次见到李爷爷，李爷爷正在向其他老友传授在书中看到的知识，讲得眉飞色舞，看着这样的李爷爷，小王欣慰地笑了。）

拓 展 学 习

1. 读书疗法简介

读书疗法也叫阅读疗法，由专业人士依据读者的个人需求，选择适合的素材帮助读者从负面情绪中释放，读者进而自我治疗，找到恢复的力量。美国人塞缪·克罗色尔斯于1916年首次提出并使用了这个词。1961年阅读疗法被收入《韦氏新国际词典》（第3版）并给予了这样的解释：①用有选择的读物辅助医学精神病的治疗；②通过有指导的阅读，帮助解决个人问题。我国出版的图书情报学词典将阅读疗法诠释为"为精神障碍者或行为有偏差者选择读物，并指导其阅读的心理辅助方法"。

2. 读书疗法的作用

读书疗法的作用归结为娱乐、信息、益智和领悟。娱乐，即自愿的、无须付出任何努力的享受性阅读，使之在悠闲、愉快、平静的心境中怡情养性、松弛情绪、排解忧郁。渴望获得信息是人类的基本需要之一，所有病人和健康人一样希望沟通、表达愿望、被人理解和接受，信息对他们来说同治疗一样重要，尤其是禁锢在孤独、陌生和威胁性的气氛中（如病房），以书为伴有助于缓解与现实的冲突。图书的信息作用还表现在患者对书的选择反映了他们寻求自我的途径，从中透露出的人格特征、潜意识中的矛盾冲突和尚未被医护人员知晓的信息，都可以为明确诊断提供依据。图书在治疗中的领悟作用就是使病人了解症状的真实意义。

阅读不仅仅是对文字符号的理解、诠释，而是心理体验的过程，是读者与作品的感情内涵融合共鸣的过程，能够产生感觉、知觉、记忆、思维、语言、情感、意志、兴趣等心理现象。从而产生美的享受，激起某种崇高的感情，改进处世态度，拓宽知识面，激发审美兴趣，陶冶情操，树立心理健康意识，优化心理品质，增强心理调适能力和社会生活的适应能力，预防和缓解心理问题。帮助他们处理好自我管理、学习成才、人际交往、交友恋爱、求职择业、人格发展和情绪调节等方面的困惑，提高心理健康水平，促进德智体美等全面发展。

3. 老年人读书看报可降低认知障碍发生率

朱仕伟（2010）采用自编一般状况调查表、简易精神状态量表（MMSE）对唐山市 402 名老年人进行调查，结果显示，经常读书看报的老年人认知障碍发生率为 20.78%，不读书看报的老年人认知障碍发生率为 56.38%，由此可见，经常读书看报的老年人认知障碍发生率低。此外，英国伦敦大学研究人员索菲·波斯多克对 8000 名 52 岁以上的中老年人进行了调查，结果显示，在随后 5 年中，共有 621 名老人去世，其中阅读能力较强的那组中有 6% 的人去世，阅读能力中等的那组有 9% 的人去世，阅读能力最差的那组有 16% 的人去世；也就是说，5 年的跟踪时间中，低阅读能力者的死亡风险是高阅读能力者的两倍多，其中年龄、一般健康水平和经济收入对死亡风险的影响只占一半。

能 力 测 评

根据学生听课及【实训演练】情况对学生进行考核。可从知识学习、技能要求和职业态度三个方面进行测评。

项　目	测评标准		得分
知识学习（30分）	能否认真听老师讲课　（5分）		
	听课过程中有无提出问题　（5分）		
	能否回答什么是心理健康　（4分）		
	能否知道读书的意义　（6分）		
	能否回答老年人读书的注意事项　（10分）		
技能要求（50分）	操作是否标准、规范（40分）	1. 接待老年人　（10分） 2. 指导老年人进行读书活动　（15分） 3. 向老年人宣讲读书心理保健活动　（10分） 4. 结束总结　（5分）	
	操作过程中有无发现或者提出问题　（5分）		
	与同学、老师是否有互动　（5分）		
职业态度（20分）	关心关爱老年人，为老年人的健康愉快生活做出奉献（6分）		
	有耐心、又细心　（10分）		
	语速适中，语气温和　（4分）		
总　分			

任务 2 指导老年人开展音乐活动

学 习 目 标

知识目标	了解音乐的作用 了解老年人听音乐的注意事项
能力目标	能够指导老年人进行音乐活动
态度目标	关心关爱老年人，为老年人的健康愉快生活做出奉献

情 景 导 入

王倩老师，已80岁高龄了，身体很硬朗，走路轻快。退休前是某中学的音乐老师，很欣赏中国传统的音乐，但是，由于工作繁忙，并没有时间去做进一步的学习。退休后，王老师便学习拉二胡，每天骑自行车近10里去同市一个二胡协会学习，很是辛苦，子女看着她年龄这么大了，生怕出什么意外，都劝她不要练了，不如就近跳跳广场舞、散散步，王老师总是笑着说："这是我人生的第二个春天，应该老有所学、老有所为、老有所乐，用音乐提高自己的境界。"王老师与一些老年人在一起拉二胡、谈二胡，生活很充实快乐。

问 题 讨 论

1. 王老师晚年生活怎么样？
2. 二胡对王老师有什么影响？
3. 音乐的作用？

方 法 指 导

指导老年人音乐活动，首先要评估老年人是否喜欢音乐，喜欢听什么样的音乐；其次，选择适合老年人的音乐；再次，制订音乐活动计划；最后，指导老年人听音乐，并形成习惯。

知 识 学 习

1. 音乐的作用

美国对 35 名美国已故著名音乐指挥的年龄作了统计，他们的平均寿命为 73.4 岁，高于美国男子的平均寿命 5 年。据德国和意大利等国家的调查，经常听音乐的人比不听音乐的人寿命通常要长 5~10 年。音乐对人的积极影响是显而易见的，它的功能往往从心理和生理两个方面来看。

（1）音乐对心理的影响

音乐能直接影响人的情绪和行为，音乐会引起主管人类情绪和感觉的大脑的自主反应，而使得情绪发生改变，以情导理，既能增强人体的抗病能力，又可以消除精神上的阻滞。节奏鲜明的音乐能振奋人的情绪，旋律优美悠扬的乐曲，则能使人情绪安静和轻松愉快。经常听音乐，可以帮助老年人增加生活乐趣和了解生活的意义，从而增进对生活的能动性和自信心，有利于心理健康。加拿大科学家研究证实，音乐可以防止老年人的认知能力下降。

（2）音乐对生理的影响

音乐有各种不同的节拍、节奏，人体也具有各种生理节奏，如脉搏、呼吸等，人体对于音乐节奏具有明显的跟随本能，音乐节奏的快慢还可以带动肢体动作的节奏，它们之间如果配合好了，音乐就可以调节生理节奏。音乐能刺激人体的自主神经系统，而其主要功能是调节人体的心跳、呼吸速率、神经传导、血压和内分泌。已有的研究已经证实，音乐可以治疗高血压、神经性胃炎等心身疾病。

2. 老年人听音乐的注意事项

（1）选择和缓、轻柔的音乐。

（2）环境要安静，光线柔和，美观清洁。

（3）音量要适宜，一般在 40 分贝左右，不要把音乐变成噪声。

（4）时间不宜过长，每次以 30 分钟左右为宜，每天不超过一个半小时。

（5）老年人注意力要集中，用心去感受音乐。

操 作 步 骤

音乐可以让人放松、释放压力，指导老年人进行音乐放松，让自己更有信心与能量面对晚年生活。

（1）找一个安静、灯光柔和、温度适当、美观整洁的地方。

（2）以个人感觉最轻松的姿势躺在沙发上，试着用腹部呼吸，观看自己腹部随着呼吸的起伏，跟着腹部的起伏细数每分钟呼吸的次数，并记录在纸上。

（3）测量自己每分钟心跳的次数及呼吸次数，并记录在纸上。

（4）闭上眼睛，开始专心聆听音乐曲目约 30 分钟，并感受心身反应。

（5）想象有一股柔和的暖流，很缓慢地由上至下慢慢地流过、放松身体，依序为：头部→脸部→脖子→胸部→背部→腹部→臀部→大腿→小腿→足部。

（6）测量自己的心跳次数及呼吸次数，观察是否与聆听音乐前有所差异。

（7）感受总结。

实 训 演 练

陈爷爷，今年 68 岁，曾在政府部门上班，任领导多年，勤勤恳恳工作，人缘极好。退休后，现与老伴住一起，儿女都在外地工作，一年难得来几次。每天所做的事就是帮着老伴买菜做家务，时间长了，渐渐感到时间过得很慢，早上起床后感到没什么事可做，十分无聊。心里常有失落感，闷闷不乐，常坐在那里叹气，觉得自己是一块朽木了，老了，最近饭量也小了，身体也没以前好了。老伴劝他去公园走走，他也不感兴趣。

针对陈爷爷的情况，可按照上述操作步骤进行指导，让陈爷爷学会听音乐，找到生活的自信和快乐。

拓 展 学 习

1. 音乐疗法

音乐疗法是一门新兴的集音乐、医学和心理学为一体的边缘交叉学科，它以心理治疗的理论和方法为基础，运用音乐特有的生理、心理效应使求治者在音乐治疗师的共同参与下，通过各种专门设计的音乐行为，经历音乐体验，达到消除心理障碍，恢复或增进身心健康的目的。音乐疗法的疗程一般定为 1~2 个月，也有以 3 个月为一个疗程的，每周 5~6 次，每次 1~2 小时。

2. 音乐疗法适用对象和作用

音乐疗法适用于自闭症、多动症、阅读困难症、抑郁症、焦虑症、疼痛、恶心呕吐、颅脑损伤意识障碍、中风症状、减轻帕金森氏病、老年痴呆症等病人，还可以用来改善呼吸、控制血压、改善神经精神状态、提供良好的手术环境、提高临终病人的生存质量，等等。

3. 音乐疗法常用音乐

《春江花月夜》、《摇篮曲》、《小夜曲》、《梅花三弄》、《森林水车》、《爱的欢乐》、《德国舞曲》、《贝多芬主题回旋曲》、《魔笛》、《军队进行曲》、《大调圆舞曲》、《如歌的行板》、《第五匈牙利舞曲》、《四季》、《梦》、《月光》、《萨拉班德》《阿里沃索》、《长笛竖琴奏鸣曲》、《悼念公主的帕凡舞曲》、《晚安，可爱的小精灵》、《百鸟朝凤》、《平沙落雁》、《雨中旋律》、《为晚会喝彩》、《海滨的火焰》，等等。

能 力 测 评

根据学生听课与【实训演练】情况对学生进行考核。可从知识学习、技能要求和职业态度三个方面进行测评。

项　　目	测评标准		得分
知识学习（30分）	能认真听老师讲课　（5分）		
	听课过程中有无提出问题　（5分）		
	能否回答音乐的作用　（10分）		
	能否知道老年人听音乐的注意事项（10分）		
技能要求（50分）	操作是否标准、规范（40分）	1. 接待老年人　（10分）	
		2. 指导老年人进行音乐活动　（15分）	
		3. 向老年人宣讲音乐心理保健活动　（10分）	
		4. 结束总结　（5分）	
	操作过程中有无发现或者提出问题（5分）		
	与同学、老师是否有互动（5分）		
职业态度（20分）	关心关爱老年人，为老年人的健康愉快生活做出奉献（6分）		
	关注老年音乐发展动态（10分）		
	有耐心，又细心，语速适中，语气温和（4分）		
总　　分			

任务 3 指导老年人开展游泳活动

学习目标

知识目标	了解游泳的作用
	了解老年人游泳的注意事项
能力目标	能够指导老年人进行游泳活动
态度目标	关心关爱老年人，为老年人的健康愉快生活做出奉献

情景导入

2014 年东北网报道，8 月 3 日 12 时许，哈尔滨市江段防洪纪念塔前一老人为游泳冒险下水导致死亡。

据目击者介绍，死者为男性，大概 70 多岁。老人在松花江江段防洪纪念塔前游泳时突然在水中挣扎，市民发现后立即报警。随后，警方将其打捞上岸，确认该老人已经死亡。

问题讨论

1. 老年人应该游泳吗？

2. 老年人游泳应该注意什么？

方法指导

指导老年人游泳活动，首先要评估老年人适合不适合游泳；其次，选择适合老年人的游泳动作；再次，制订游泳活动计划；最后，指导老年人游泳，并形成习惯。

知识学习

1. 游泳的作用

游泳是一项柔中有刚、刚中有柔的运动，是一种全身性的锻炼，可以增强心肌功能、增强抵抗力、加强肺部功能、改善肌肉质量、调节关节健康、增强人体神经系统功能、改善血液循环、提高消化和吸收能力，也可陶冶情操、磨炼意志、帮助病人建立起战胜疾病的信心。目前，医学界已把游泳作为一种医治慢性病的手段，游泳可以镇静、镇痛、镇咳、利尿、制汗等，也适用于治疗肺气肿、冠心病、高血压、神经衰弱等症，并有显著成效。

目前，人们生活水平不断提高，老年人参加游泳锻炼已逐渐成为一种时尚；老年人经常进行游泳锻炼，不仅可以增添乐趣，还可以提高对未来美好生活的向往。

2. 老年人进行游泳活动的注意事项

（1）水温最好为 26～28 摄氏度。

（2）2～3 次/日，300~400 米/次，每次连续游泳长度最好为 100~200 米。

（3）一定要有人陪伴或保护，患有慢性病采用游泳进行治疗的老年人，一定要遵照医嘱。

（4）游泳前，一定要在岸上做几节操，使身体各部器官有所准备，特别是四肢和各关节要活动好，使身体感到微有暖意即可。

（5）不要一到水边就猛然下水，要先了解水的深浅，以及自然水域下有无障碍物。

（6）上岸休息时，一定要先将水擦干，有风时披上毛巾或浴巾，不要在穿堂风口处停留，防止感冒。

（7）在结束游泳时，应进行淋浴，尤其在自然水域游泳后要用眼药水点点眼睛，防止眼病。

（8）最好每日按规定同一时间进行锻炼，形成规律。

操作步骤

游泳对老年人来说是一项非常有益的保健活动，有条件的话，指导老年人游泳，可以提高老年人的健康水平。老年人游泳的步骤如下。

（1）穿好泳衣，戴好游泳镜，堵好耳孔，活动活动四肢。

（2）下水，站立水中，找到在水中维持站立平衡的感觉、意识。

（3）在浅水区练习憋气，每次憋到快憋不住时，慢慢将气吐出来，开始一定要慢，并不断尝试不同的吐气速度，同时，在水下睁开眼睛以熟悉水下环境。

（4）两肢小腿要以膝盖为轴，自然、交替的上下摆动，用脚丫轻轻打水，胳膊和手不要动，要自然平伸于前方。

（5）收腿要慢，蹬腿夹腿要快，蹬腿时要偏向后下方往两边用劲蹬出，两腿处于微直状态，并稍微快地夹腿，不用并得太紧了，自然舒适就好。

（6）借着蹬夹这股劲尝试着把嘴露出水面，进行快速换气。

（7）重复步骤（3）、（4）、（5）并做必要的休息。

（8）结束，把身体擦干，换衣。

实训演练

张爷爷，今年66岁，老伴早已过世，身体尚好，能够自理。他有2个儿子、2个女儿，都已结婚成家，和张爷爷分开居住，并在外地工作，工作很忙，很少有时间去看望他，但子女都很挂念他。张爷爷生活也没有个伴，子女很是担心他有什么不可意料的事发生，所以为张爷爷雇了一位保姆，每天来为他做饭、打扫卫生等。张爷爷最近被诊断出患有脑萎缩，处于病情发展的初期，医生说只要按时服药，坚持锻炼，就能够控制病情的进一步发展，但是，张爷爷在知道自己患病之后表现得很抑郁，老是担心自己的病以后变成痴呆症，并多次表示自己活着没有意思。

针对张爷爷的情况，可按照上述操作步骤进行指导，让其学会游泳，排解不良情绪。

拓展学习

坚持游泳可以给老年人带来诸多的好处，主要体现在以下几个方面。

1. 可以促进老人骨密度和骨矿含量的增加

研究发现，坚持4年以上游泳锻炼的老年人不论男女桡骨骨密度和骨矿含量均显著高于同年龄对照组，游泳运动是一项全身性运动，它通过全身骨骼肌的活动和水的压力产生的对骨的机械应力，刺激骨细胞活性，对成年后的骨骼则能够促进再生，进而促进骨形成和骨强度增加以及骨量积累，减缓随年龄增长发生的骨丢失，还可以促进Ca、P等营养素的吸收，增加骨血量，促进骨形成增加，提高骨量储备，对骨质疏松起到预防作用。游泳作为一项非创伤性的有氧运动，非常适合老年人。

2. 可以防治老年慢性支气管炎

经常参加游泳能增强人体对寒冷刺激的适应能力，改善人体对体温的自我调节机能，若坚持到白露以后则更能减少发生感冒的几率，从而可预防慢性支气管炎的发作；游泳能增强血管的弹性，促进全身的血液循环，改善人体各个系统的功能，增强人体的免疫力；游泳能使人的胸肌、膈肌和肋间肌等呼吸肌得到锻炼，提高人的呼吸功能，水对胸廓的压力可增加人吸气的力度，又有利于呼气时气体从肺内的排出，人肺泡的伸缩弹性就会得到锻炼，从而可提高人肺部的通气功能。试验证明，人们若每天坚持游泳半个小时，可使肺活量增加 500 毫升，可以显著增强老年慢性支气管炎患者的肺通气功能，使其气急、气短等症状得到改善，尤其是对伴有肺气肿的老年慢性支气管炎患者更加有益。最典型的例子就是韩国的游泳名将朴泰桓，他小时候患上了哮喘，随后父母让他练习游泳来帮助缓解症状，结果，不仅哮喘消失了，还成为了奥运冠军，真是一举两得！

3. 可以延年益寿

南加州大学研究人员对 40547 名年龄在 20~90 岁的男性进行了长达 32 年的跟踪观察，结果显示，有游泳习惯的男性在死亡率方面比跑步、散步或不常运动的男性低了近一半。

4. 可以治病健身

中国民航大学教授郭雅生，退休后又被学校返聘，继续教学，之后被确诊患有糖尿病，他对自己已出现的糖尿病合并症，如浑身无力、视力减退、头昏眼花等没有给予足够重视，直至 2001 年的一天晕倒在讲台上。为了战胜病魔，郭教授除了坚持服药、饮食治疗外，重新开始了冬泳锻炼，在坚持了一段时间后，他的血糖指标基本得到控制。已经 70 岁的郭教授还赴京参加了由国家体育总局游泳运动中心和清华大学联合举办的 "SPEEDO" 杯冬泳大赛，他一路顽强拼搏、过关斩将，在 60 岁以上老年组的 "4×50 米混合泳" 比赛中获得第 8 名，并通过了全国冬泳八段（冬泳最高段位）（资料源自津报网，2008）。

能力测评

根据学生听课及【实训演练】情况对学生进行考核。可从知识学习、技能要求和职业态度三个方面进行测评。

项　目	测评标准	得分
知识学习（30分）	能否认真听老师讲课（5分）	
	听课过程中有无提出问题（5分）	
	是否知道游泳的作用（10分）	
	是否知道老年人游泳的注意事项（10分）	
技能要求（50分）	操作是否标准、规范（40分）　1. 接待老年人（10分）　2. 指导老年人进行游泳活动（15分）　3. 向老年人宣讲游泳心理保健活动（10分）　4. 结束总结（5分）	
	操作过程中有无发现或者提出问题（5分）	
	与同学、老师是否有互动（5分）	
职业态度（20分）	关心关爱老年人，为老年人的健康愉快生活做出奉献（6分）	
	注意老年人的安全，有耐心、又细心（10分）	
	语速适中，语气温和（4分）	
总　　分		

任务4　指导老年人练习太极拳

学习目标

知识目标	了解太极拳的作用 了解老年人练习太极拳的注意事项
能力目标	能够指导老年人练习太极拳
态度目标	关心关爱老年人，为老年人的健康愉快生活做出奉献

情景导入

　　萃湖社区老党员袁爷爷，今年72岁，退休后就打太极拳健身，每天早晨打三遍二十四式、三遍四十八式，约半个小时，一年四季从不间断，春节期间只初一休息，其余时间风雪不误，下雨天他就在家附近的小公园长廊里打。每次打拳打到身体微出汗，活动量恰到好处。袁爷爷说："我打拳13年从未感冒过，从未上过医院，13年不知药味。"数九隆冬，他只穿件呢子上衣，里面套件羊毛衫，从不穿棉衣服。他满面红光，鹤发童颜，精神抖擞，腰板硬朗，看上去只 60 岁出头。袁爷爷总结多年打太极拳的经验：全神贯注，放松自如，排除干扰，身随神动，这样才利于疏通气脉，调节周身，健身祛病。过去他身体多病，肝炎、耳鸣、腰痛，现在这些病，都被他的太极拳打到九霄云外去了。

问 题 讨 论

1. 袁爷爷是怎么变年轻的？
2. 太极真的能强身祛病？

方 法 指 导

指导老年人太极拳活动，首先要评估老年人身体状况，是否适合打太极拳；其次，选择适合老年人的太极拳动作；再次，制订太极拳活动计划；最后，指导老年人打太极拳，并形成习惯。

知 识 学 习

1. 打太极拳的好处

从现代医学观点看，长期打太极拳有如下好处。

（1）可以提高中枢神经的紧张度，活跃其他系统及其他器官的机能活动，加强大脑的调节作用，改善神经系统的抑制过程。

（2）太极拳的动作包括多种肌肉、关节的活动和有节律的呼吸运动，特别是横膈运动，可以加强血液和淋巴的循环，从而减少体内的瘀血现象。

（3）打太极拳要求动作连贯、圆活，周身关节贯串，使周身所有骨骼均能得到锻炼，可以预防骨质疏松。

（4）久练太极拳，不但可以促进心肌收缩力的加强，血液输出量的增加，从而提高心脏的工作能力，而且可以使内气畅通，有利于毛细血管内外物质的交换，促进各种组织对氧的利用率，减少肌酸的蓄积，可以预防慢性冠心病、高脂血症、动脉硬化症等症状。

（5）练太极拳时呼吸较深，可对植物神经系统的机能发生影响，从而可使植物性神经系统活动紊乱得到调整和改善，对胃肠道起着机械刺激作用，改变消化道的血液循环，可以促进消化，亦可以治疗高血压病、溃疡病、脑震荡、脑出血后遗症、神经性腹泻等病。

（6）可以陶冶性情，培养沉着从容、温和冷静、耐心细致、做事有恒心、意志坚强、乐观进取等优良性格；练太极拳后，会使人心情舒畅，精神愉快，恬淡安然，不为七情六欲所困扰。如有烦恼，在大自然之中觅个幽静之处，练练太极拳，可使杂念消除、心平气和。

2. 老年人练习太极拳的注意事项

（1）量力而行，控制好运动量，5~6次/周，1小时/次。

（2）追求少而精，力戒瞎比划。

（3）练前先热身，适当慢跑、徒手操使身体微微发热，再适当压压腿、拉拉韧带，做几次半蹲起。

（4）练习要由简单到复杂。

（5）每套之间要有一定的休息时间，不要把一套拳连续打好几遍。

操作步骤

案例中袁爷爷长期坚持练习太极拳，不仅使原有疾病祛除，而且身体健康，"13年不知药滋味"。太极拳对人体呼吸、消化、运动、心血管、神经等系统具有保健作用，亦具有延缓个体衰老的功能。日常锻炼时，老年人可选择学习太极拳。具体步骤如下。

1. 练习前的准备

（1）衣服要宽松，鞋子要舒适；环境要安静，地面要平坦。

（2）练习太极拳的生理准备活动：可先散步，然后活动躯干和四肢，如正压腿、正踢腿、侧压腿、侧踢腿等。一般20~30分钟即可。

（3）练习太极拳的心理准备：要求全神贯注、意守丹田、不存杂念。为了达到这一目的可在起势前静养2~3分钟，两目微睁，呼吸均匀，意守丹田，直至觉得已经确实做到精神内敛，心平气和了，然后再开始练拳。

2. 练习太极拳的主要过程

第一阶段，属于打基础阶段，姿势动作要端正、稳定、舒松、轻匀。

第二阶段，着重掌握太极拳的动作规律，体现太极拳的运动特点，这时的动作要连贯、协调以及圆活。

第三阶段，在练习套路时要懂得用劲和换劲的方法，要掌握用力的要领。

3. 练拳要领

练拳时必须舌抵上腭，唇齿相合，以鼻呼吸，身体中正，含胸拔违，沉肩坠肘，头正顶悬，裹裆收臀，上下成一直线，落步分清虚实，处处力图圆满，周身轻灵，眼神儿视手指以前方，呼吸自然；上下左右相系，无思无虑达于平心静气之境界而沉气松力，须时时注重，因气沉则呼吸和谐，力松则拙力消除，每势都要求外面情势顺，而内部舒适毫不强硬，如此自能胸膈开展，气血和谐，对身心有莫大的功益。

太极拳的拳和气是密切联系在一起的，在强调自然呼吸的同时，尤其对呼气特别重视，"浊气去而清气来"。练习太极拳要用意识引导动作，配合呼吸。所以练习时特别要注意缓慢均匀，才能逐渐体会太极拳的精髓。

太极拳富含高深的拳理，其练习也是一个长期的过程。在练拳的时候，练拳者只有按照正确的方法，在练习过程中不断体会拳理，才能达到事半功倍的效果。

实 训 演 练

某老年服务中心的张爷爷，今年 67 岁，早年丧妻，未再结婚，独自一人把一儿一女抚养长大，十分不容易。2010 年，其儿子遭遇车祸不幸去世，张爷爷为此悲痛万分，一下子苍老了许多。儿子出事前，张爷爷身体较为硬朗，能照顾自己的生活起居，有时还能下地种点蔬菜作物供自己食用。但自从儿子出事后张爷爷一蹶不起，经常拿着儿子的照片独自流眼泪，精神萎靡，比先前更为沉默了，几乎不与老年服务中心的老年人沟通交流。几年过去了，张爷爷状态一直没有好转。

针对张爷爷的情况，可按照上述操作步骤进行指导，让该老年人学习太极拳，恢复快乐生活。

拓 展 学 习

国内外的研究表明，练习太极拳可以给老年人的身心带来诸多益处。

1. 太极拳有助于降低患帕金森症几率

据介绍，"帕金森氏症"是一种脑部病变，造成中枢神经系统退化失调，导致患者走路、言语及其他活动受影响，通常可通过医药及手术加以改善，而医生都建议患者多运动，或进行物理治疗。美国俄勒冈研究协会对约 200 名患有轻微或中度"帕金森氏症"的患者进行研究，让他们分组，分别进行包括太极拳在内的不同运动。经过 6 个月时间，研究人员发现，参加太极拳这组人的症状明显改善，效果比另外两组人好。负责这项研究的华裔李博士表示，太极拳简单易学，亦不需要特别装备，是一项值得推动的好运动。

2. 太极拳能够辅助治疗糖尿病

中国台湾和澳大利亚科研人员发现，每周打几小时太极拳，能显著改善Ⅱ型糖尿病的病症。

在台湾的试验中，研究人员评估了 30 名Ⅱ型糖尿病人和 30 名同龄的健康人练习太极拳 12 周后，T 辅助细胞的变化。结果发现，糖尿病人的糖化血红蛋白显著降低，而且增强免疫反应的白细胞介素 12 水平倍增，T 细胞的活力也明显增加了。研究人员称，Ⅱ型糖尿病患者会经常持续发炎，尽管有研究显示锻炼对这些患者有益，但如果锻炼过度反而会刺激炎症恶化以及导致其他问题，如果Ⅱ型糖尿病患者在服药的同时适度进行太极拳练习有助于加快他们体内的葡萄糖代谢，并增强他们的免疫能力。

澳大利亚的试验就发现，11 名中老年人练习 12 周的气功和太极拳以后，血糖水平和"代谢综合征"都得到了明显的改善。

3. 太极拳预防骨质疏松有奇效

香港中文大学最近的一项研究发现，虽然太极拳在锻炼肌肉方面可能不及其他负重运动，但由于其属于有氧运动，故其在提高心肺活动功能，舒缓精神压力方面有相当的功效，并可防止骨质疏松。长期坚持有氧运动能增加体内血红蛋白的数量，提高机体抵抗力，抗衰老，增强大脑皮层的工作效率和心肺功能，增加脂肪消耗，防止动脉硬化，降低心脑血管疾病的发病率。另外，有氧运动还具备恢复体能的功效，这项报告称，练习陈氏太极拳后，运动者的血压及脉搏减慢，而且陈氏太极拳强调有氧呼吸运动，又能增加关节的灵活度，对预防骨质疏松症或改善骨质疏松者的生活质量很有帮助。

美国老年体育协会专门做过研究，把老年人分为两组：一组在健身房锻炼，天天练肌肉；另外一组打陈氏太极拳。对比结果发现，练太极拳的这组平衡功能好、脑子好、走路不跌跤，跌跤骨折减少 50%。常年从事太极拳运动，可对骨骼肌肉运动系统形成良好刺激，有效减少体内骨矿物质的自然丢失，使骨密度多年保持稳定，有效调节骨钙、血钙平衡。

4. 打太极拳可缓解膝盖关节炎疼痛

美国塔夫茨医疗中心的研究人员对 40 名 60 多岁的膝关节炎患者进行 12 周的跟踪调查，让其中一部分患者每周打两次太极拳，每次半小时；另一部分患者进行等量常规拉伸练习。这些患者关节炎病史均超过 10 年。研究结果显示，与做常规拉伸运动的人比，打太极拳的人关节疼痛有了明显的缓解，情绪也较不抑郁，身体功能和整体健康恢复得更好。

研究人员指出，太极拳神形合一，动作舒缓，可以改善肌肉功能，提高身体平衡性和灵活性，是自我护理和管理膝盖（骨关节炎）的重要方法。因此，美国关节炎基金会呼吁关节炎患者应该打太极拳，以此来提高生活质量。

能 力 测 评

根据学生听课及【实训演练】完成情况对学生进行考核。可从知识学习、技能要求和职业态度三个方面进行测评。

项　　目	测评标准		得分
知识学习 （30分）	能否认真听老师讲课　（5分）		
	听课过程中有无提出问题　（5分）		
	能否知道太极拳　（10分）		
	能否知道老年人练习太极拳的注意事项　（10分）		
技能要求 （50分）	操作是否 标准、规范 （40分）	1. 接待老年人（5分）	
		2. 指导老年人练习太极拳（15分）	
		3. 向老年人宣讲太极拳心理保健活动（15分）	
		4. 结束总结（5分）	
	操作过程中有无发现或者提出问题　（5分）		
	与同学、老师是否有互动　（5分）		
职业态度 （20分）	关心关爱老年人，为老年人的健康愉快生活做出奉献（6分）		
	有耐心、又细心　（10分）		
	语速适中，语气温和　（4分）		
总　　分			

课后练习题

一、选择题

1. 在整体医学模式中，健康是指（　　　）。

    A. 没有生理疾病或病痛

    B. 躯体健康，没有残疾

    C. 没有精神疾病

    D. 躯体上、精神上和社会上的完全良好状态，还要有道德

2. 下面关于心理健康的内容，叙述错误的是（　　　）。

    A. 心理活动的内容要客观真实

    B. 只要不超越道德底线，不必在乎外人的看法

    C. 人格要和谐统一

    D. 心理活动的过程要协调和完整

3. 关于老年人读书，叙述错误的是（　　　）。

    A. 因为老年人视力多下降，所以建议老年人在阳光下读书，以获得好光线

    B. 每半小时休息 5~10 分钟，向远处眺望（最好看远处的绿色树木），以休息眼肌

    C. 坐姿端正，头放正，背挺直，眼睛与书本的距离保持在 33 厘米左右

    D. 字体不能太小，必要时配放大镜

4. 下列音乐，最适合老年人聆听的是（　　　）。

    A. 激情四射的摇滚乐   B. DJ 舞曲

    C. 重金属电子乐   D. 美国乡村音乐

5. 关于老年人听音乐，叙述正确的是（　　　）。

    A. 环境要安静，光线柔和，美观清洁

    B. 只要老年人爱听，音乐类型不重要

    C. 时间不宜过长，每次以 1 小时左右为宜，每天不超两个半小时

    D. 音量要适宜，一般在 50 分贝左右，不要把音乐变成噪声

6. 音乐可以让人放松、释放压力，指导老年人进行音乐放松的正确顺序是（　　　）。

    A. 头部→脸部→脖子→胸部→背部→腹部→臀部→大腿→小腿→足部

B. 头部→脸部→脖子→背部→胸部→腹部→臀部→大腿→小腿→足部

C. 足部→小腿→大腿→臀部→腹部→背部→胸部→脖子→脸部→头部

D. 足部→小腿→大腿→臀部→背部→腹部→胸部→脖子→脸部→头部

7. 下面关于游泳的作用，叙述错误的是（　　　）。

A. 游泳是一种全身性的锻炼，可以增强心肌功能、加强肺部功能改善肌肉质量、调节关节健康

B. 游泳可陶冶情操、磨炼意志、帮助病人建立起战胜疾病的信心

C. 医学界已把游泳作为一种医治慢性病的手段

D. 游泳有利于哮喘病的治疗

8. 关于老年人游泳，叙述错误的是（　　　）。

A. 水温最好为 26～28 摄氏度

B. 游泳前，一定要在岸上做几节操，使身体各部器官有所准备，特别是四肢和各关节要活动好，使身体感到微有暖意即可

C. 在结束游泳时，为避免感冒，要立马擦干身体穿衣服，不应进行淋浴

D. 不要一到水边就猛然下水，要先了解池水的深浅，以及自然水域下有无障碍物

9. 关于太极拳的作用，叙述错误的是（　　　）。

A. 练习时可锻炼肌肉，舒筋活络

B. 长期坚持打太极，可以增加神经系统的灵敏性、畅通经络、血管、淋巴及循环系统

C. 可以预防慢性冠心病、高脂血症、动脉硬化症等症状

D. 太极拳可以替代药物及手术治疗高血压、冠心病等

10. 关于老年人练习太极拳的注意事项，叙述错误的是（　　　）。

A. 老年人练习太极拳在于修身养性，重在参与，没必要遵守套路

B. 量力而行，控制好运动量

C. 练习要由简单到复杂

D. 套与套之间要有一定的休息，不要把一套拳连续打好几遍

二、判断题

1. 老年人读书坐姿端正，头放正，背挺直，眼睛与书本的距离保持在 20 厘米左右。（　　　）

2. 老年人读书重在修身养性，没必要制订读书计划，随心所欲即可。（　　）

3. 游泳可以镇静、镇痛、镇咳、利尿、制汗等。（　　）

4. 节奏鲜明的音乐能振奋人的情绪，旋律优美悠扬的乐曲，则能使人情绪安静和轻松愉快。（　　）

5. 人的音乐活动中枢在大脑皮质左侧颞叶。（　　）

6. 长期坚持游泳运动可以促进老年人骨密度和骨矿含量的增加。（　　）

7. 万事开头难，初练太极要做到精益求精，像挑肩架肘、横气填胸、呼吸发喘、手足颤抖等现象都要搞清楚，以减轻日后纠正的麻烦。（　　）

8. 老年人的心理保健活动，如读书、欣赏音乐、游泳等只可作为老年人修身养性的方式，不可代替药物治疗疾病。（　　）

模块6

老年人临终关怀及心理护理

就生命而言，死是生命的终点，所以称死亡为终。临终是指生命的临近终止。临终关怀是一种特殊照护，是医生、护士、心理医生、家属、社会志愿人员等共同参与，为临终老年人提供旨在提高生命质量、减轻临终者痛苦、使之安详辞世的特殊服务的过程。

任务 1　正确认识临终关怀

学 习 目 标

知识目标	了解临终老年人的类型及常见的症状表现 了解临终关怀要点
能力目标	能够通过病情表现判断老年人的生命状态及是否属于临终阶段 能够应对临终老年人的身心反应并提供心理护理
态度目标	热衷于老年人的临终关怀工作

情 景 导 入

老年人的临终状态

李爷爷，男，64岁，退休工人，60岁时查出胃癌，经手术治疗身体恢复较好，今年年初感觉身体不适，到医院检查诊断，确定癌细胞扩散，病情严重。

现在，老人已经卧病在床，身体消瘦达8公斤，面色发黄，贫血。已经不能正常饮食，出现食欲不振、恶心呕吐、饱胀、吞咽困难等症状，并饱受胀痛、水肿、钝痛、锐痛等病痛的折磨，生活需要人照顾。癌肿本身增大，引起胃穿孔、出血、坏死、梗阻等并发症。同时癌细胞已经蔓延至邻近的胰腺、肝脏、横结肠等，伴有呕血、黑便或大便隐血阳性等症状。

在本案例中，李爷爷已经处在生命的临终阶段，通过本案将介绍老年人临终状态的诊断、老年人临终关怀工作的注意要点。

问 题 讨 论

1. 试述李爷爷有哪些症状。

2. 根据李爷爷的病情状况，判断其是否属于临终状态。

3. 试述该阶段护理人员应该如何开展临终关怀工作。

方 法 指 导

对案例中李爷爷进行症状评估，并做出护理诊断，制订护理计划，实施护理措施。在过程中，材料的收集要充分，注重细节；诊断要全面仔细，尤其是李爷爷的临床症状；操作时，维护良好的护理关系，语言表达要准确，所选择的心理护理措施能够解决李爷爷问题。

知 识 学 习

1.临终关怀的含义

临终是死亡前的一个特殊阶段，是死亡必然的过渡阶段，没有哪个人能脱离临终，哪怕死亡是极其短暂的瞬间。一个默默无语、昏迷不醒、遍身插管、任人摆布、下意识地静卧在病榻上的人，仍需要关怀、需要爱。

临终关怀是一种特殊照护，是医生、护士、心理医生、家属、社会志愿人员等共同参与，为临终病人提供旨在提高生命质量、减轻临终者痛苦、使之安详辞世的特殊服务的过程。

2. 临终患者的常见类型

对老年人的临终关怀主要指对已丧失自理能力并进入生命临终期的老年人的关怀。老年临终患者的类型主要有以下几种。

（1）晚期恶性肿瘤，如肝癌、肺癌、食道癌、胃癌、膀胱癌、肠癌。

（2）中风后遗症，有偏瘫、二便失禁或有严重并发症者。

（3）衰老或多种慢性疾病全身情况极度衰竭者。

（4）骨折不愈、长期卧床不起、发生大面积褥疮或其他严重并发症者。

（5）脑部器官病变久治不愈、病情恶化者。

（6）严重心脑疾病代偿期、病情反复发作治疗无效者。

（7）多脏器衰竭病情者。

（8）植物人。

（9）意外伤害不可逆转者。

3. 临终病人常见的病情（症状）表现

（1）疼痛。80%的晚期癌症病人都会有此病情，疼痛是很主观的。因此，要相信病人真的感觉到疼痛，应避免他人曲解病人的描述与表现。

（2）恶心，呕吐。肿瘤本身、化学治疗、放射线治疗及某些药物皆可能导致病人产生呕吐、恶心的情形。

（3）呼吸困难。肺癌或癌症转移到肺、肿瘤压迫呼吸道，心脏衰竭，贫血都可能引起呼吸困难。

（4）虚弱。晚期癌症病人会因病程持续而逐渐显得疲惫、虚弱。

（5）吞咽困难。晚期癌症病人因虚弱无力，肿瘤阻塞或压迫到神经，即会产生吞咽困难情形。

（6）失禁。当临终病人逐渐衰弱，肿瘤压迫脊椎神经，或直接破坏排泄器官，均会令人大小便失禁。

（7）濒死病情。有些人会神智一直清醒，有些人却渐进性地昏迷、迷糊、不安等。此时病人通常脑部缺氧，知觉较迟钝，并极度衰竭。睡眠时间越来越长且不易叫醒，对时间、地点、人物大都混淆不清，有的人情绪躁动，翻来覆去，产生幻觉，看到一些幻影。这些都是血液循环衰竭所导致的症状。由于神经肌肉失去控制的能力，大小便容易失禁。手、脚、皮肤渐渐冰冷或微呈中紫蓝色。有时全身冒冷汗，盗汗。呼吸变慢，有时一下深、一下浅地张口呼吸，或不规则地有数秒钟暂停的现象。有时会因呼吸道分泌物缺乏水分滋润而较为黏稠，积在喉咙或气管产生嘈杂的呼吸声。同时心跳逐渐变慢，变弱或加快成丝脉，脉象会变得很细微。

4. 临终关怀的要点

1）以照料为中心

对临终病人来讲，治愈希望已变得十分渺茫，而最需要的是身体舒适、控制疼痛、生活护理和心理支持，因此，目标以由治疗为主转为以对症处理和护理照顾为主。

2）维护患者的尊严

患者尽管处于临终阶段，但个人尊严不应该因生命活力降低而递减，个人权利也不可因身体衰竭而被剥夺，只要未进入昏迷阶段，仍具有思想和感情，医护人员应维护和支持其个人权利；如保留个人隐私和自己的生活方式，参与医疗护理方案的制定，选择死亡方式等。

3）提高临终患者的生活质量

有些人片面地认为临终就是等待死亡，生活已没有价值，患者也变得消沉，对周围的一切失去兴趣，甚至，有的医护人员也这样认为，并表现出面孔冷漠、态度、语言生硬，操作粗鲁，不知该如何面对患者。临终关怀则认为：临终也是生活，是一种特殊类型的生活，所以正确认识和尊重患者最后生活的价值，提高其生活质量是对临终患者最有效的服务。

4）共同面对死亡

有生便有死，死亡和出生一样是客观世界的自然规律，是不可违背的，是每个人都要经历的事实，正是死亡才使生显得有意义。而临终患者只是比我们早些面对死亡的人。死赋予生以意义，死是一个人的最终决断，所以，我们要珍惜生命、珍惜时间，要迎接挑战、勇敢面对。

操作步骤

对案例中的李爷爷进行心理护理，具体方法如下。

1. 症状表现

李爷爷出现的症状，主要如下。

（1）恶心呕吐、饱胀。

（2）吞咽困难，不能正常饮食，食欲不振。

（3）疼痛，伴有胀痛、水肿、钝痛、锐痛等。

（4）癌肿增大，引起胃穿孔、出血、坏死、梗阻等并发症。癌细胞蔓延至邻近的胰腺、肝脏、横结肠等，伴有呕血、黑便或大便隐血阳性等症状。

2. 症状诊断

李爷爷的症状表现都是临床上临终患者常见的症状表现，而且程度比较深，症状比较多，因此，可初步判断李爷爷已进入临终状态，但最终结果需要专业医师做最后确诊，家人不可妄加判断。

3. 临终护理措施

如果李爷爷被确诊已进入临终状态，则需要养老护理员给予临终关怀，具体措施如下。

1）环境布置家庭化

养老护理员要了解李爷爷的生活习惯、兴趣爱好，按照李爷爷的习惯尽可能将房间布置得像家一样。另外，可以放些鲜花、绿色植物，让其充满生气；对老年人物品放置不要硬性规定和限制，使李爷爷在舒适的、温馨的环境中度过有限的时光。

2）老年人临终护理的心理护理

鉴于临终老年人的特殊心理，对李爷爷的临终护理应注意以下几个方面。

（1）触摸：临终者期待被看成正常人而非病人，所以养老护理员要经常拉着李爷爷的手，注视他的眼睛，轻轻地替他按摩，就可以给他极大的安慰。

（2）耐心倾听和诚恳交谈：让李爷爷把他真正想说的话说出来，温暖地鼓励他尽可能自由地表达对临终和死亡的想法，这种坦诚、不退缩地披露情绪是非常重要的，可以让它顺利转化心境，接受生命，好好地面对死亡。

（3）家属的陪伴呵护：允许李爷爷家人在老年公寓陪护老年人，陪李爷爷唠嗑话家常，让家属引导李爷爷嘱托一下后事，允许家属全程参与临终护理。

（4）适时有度地宣传优死的意义。

3）减轻病痛

2000 年，WHO 提出"让每一个癌症患者无痛"，患者在癌症晚期，医护人员的主要任务不是治愈疾病，延长寿命，而是减轻痛苦，让患者舒适，提高生存质量。

所以养老护理员要及时对李爷爷进行疼痛评估，得出疼痛的指数，根据疼痛指数来描绘疼痛曲线图，找出李爷爷疼痛的规律，在疼痛发作前给予止痛剂。绝对不能让李爷爷强忍疼痛，违反医疗的人性化护理原则，护理上应注意吗啡类药物的效果及不良反应，防止呼吸抑制，当出现上述情况时，及时报告医生，并做出相应的处理。

4）防止并发症

加强生活护理，护士要给李爷爷洗头、擦身，保持皮肤的清洁舒适，维护其尊严；勤翻身、拍背，勤整理，勤更换，预防褥疮、肺炎等并发症。

实 训 演 练

82岁的王奶奶，因癌症晚期被送往临终关怀医院度过生命最后的路程。王奶奶年轻时，曾是一名小学校长。退休后学习了绘画和摄影。只是现在在肿瘤的折磨下，身材消瘦、说话困难。

作为一名养老护理员，你将如何帮助王奶奶度过生命的最后旅程？

情 景 演 练

1. 演练目的

让学生对知识进行再加工，结合本次任务的知识学习，融入情景进行剧本加工，形成一个仿真模拟场景，让学生学会关怀临终老人，锻炼学生的人际沟通能力、操作能力，知识的灵活运用能力。

2. 演练方法

在掌握课本知识的基础上，然后通过角色扮演，一位扮演养老护理员，另一位扮演王奶奶，针对本次任务的任务情景进行实践演练，完成本次任务。

3. 演练过程

（养老护理员小夏尝试着凑到王奶奶的床边，弯下腰）

养老护理员：您好，王奶奶，我是养老护理员小夏，我陪您一会儿，好吗？

（王奶奶笑了，笑得那么慈祥）

养老护理员：奶奶，听说您喜欢摄影，经常跟摄友一起出去采风，给您看我拍摄的东北的大雪和大兴安岭。

（虽然王奶奶当时已很虚弱，说话都显得吃力，但还是在跟小夏讲着她的经历）

王奶奶：我走遍中国三分之二的城市，拍了很多照片，下次我让我儿子带来给你看。

养老护理员：好啊，我们约定好。

（家属告诉养老护理员，王奶奶在写回忆录，但写了三分之二就病了。）

养老护理员：奶奶，我听说您正在写回忆录，我们把回忆录写完好吗？等身体好些了，您来说，我来写，我帮您写完吧。等把回忆录写完，再出版成书，好吗？

王奶奶：好。

养老护理员：奶奶，您喜欢摄影，我给您拍照吧？

王奶奶：我这样子，多难看。

养老护理员：奶奶，这才是您最美的时候，一个老人，历经沧桑，走过一辈子，虽然身体不太好，但精神矍铄，这不是您一生最真实的写照吗？

（王奶奶点头，护理员给奶奶拍了照片）

养老护理员：奶奶，我回去洗出照片，立即拿来给您看。

（王奶奶微笑点头）

养老护理员：奶奶，今天您也累了，先休息吧，我改天再来看您。

（王奶奶微笑点头，又向护理员招手再见）

拓 展 学 习

1.濒死体验的含义

濒死体验指的是从危重伤病中意外恢复或者从毁灭性境遇中侥幸脱险者，对死亡威胁短暂的主观体验。1892 年 Heim 首次描述了登山者在失手从山上摔下时的主观体验。以后不少类似的报刊在对濒死体验进行报道时都发现濒死体验有明显的共性，其中主要有：

（1）正性情绪体验。超过半数的人在濒死关头感到非常平静，甚至感到宽慰，有愉快感。有过该濒死体验的人中，约 52％的人称自己已经死过，超常体验内容有离体体验，感到意识从躯体分离出去，是人格解体的一种形式。

（2）隧道体验。自身被挤压着通过一狭窄的黑暗空间的体验，约 32％的濒死者报告有此感受。

（3）全景回忆体验。濒死者像看电影一样对既往经历的回顾，回顾的内容多为愉快的往事。

对濒死体验的研究有助于了解人体处于极度应激状态时心理反应的情况，有助于了解临终过程中的心理变化。不少的临床报告发现，濒死体验对个体常常有积极的转化作用。一些经历险境后的幸存者，其个性与行为发生了较为明显的变化，他们更加热爱生活，更加富有活力和朝气。

2. 临终老年人要经历的临终过程

临终过程是指一个人在死亡前其生命机能不可逆的退行性变化的过程，即个体因疾病末期逐步走向死亡的过程。并不是每个病人在死前都是极端痛苦的，或极端恐惧的；也不是每个病人死前都有严重躯体症状与意识障碍，至少一部分病人在死前是意识清醒的，知道自己的结局，其感情是平静的，只有空虚、寂寞、疏远、隔离的感觉；而另一部分病人则是烦躁不安的、怨恨与愤慨、喊叫与挣扎、敌对与不合作的。

医生、护士及其亲属熟知死亡的过程，才有可能给该死者以真正的帮助。经研究发现，患癌症与其他致命的慢性疾病的患者的身心反应的一般规律如下。

（1）最初得到预示不良的消息之后的剧烈情绪震荡阶段。

（2）随着疾病经过治疗的暂时好转，出现情绪上的缓和与重新调节阶段，重新燃起希望，这段时期可长可短。

（3）衰竭与瓦解阶段，躯体状况日益衰竭，希望破灭，抑郁加重，退缩孤独。

（4）临终期，躯体不适，最常见的症状为恶心、吞咽困难与呼吸困难，此时感知觉模糊，接受信息减少，记忆与思维片断化、具体化，随意识清晰程度而波动，情绪反应减弱，周围环境显得空虚、疏远与寂静。有研究发现，慢性病人临终时，听觉常消失得最晚，因而提出在临终患者病床前不宜大声喧哗，或交头接耳，或号啕大哭。

3. 要维护临终老年人的生命尊严

人生终点让人联想到痛苦和绝望。尤其是贫困的晚期癌症患者，往往是忍受无休止的疼痛，却找不到生的希望。不可逆转的临终病人的不幸，不仅在于剧烈的疼痛，更在于丧失生活自理能力而失去最后的尊严。

试想，临终病人久病卧床，生理机能严重退化，排便要别人帮忙，饮食成为负担，毫无活动能力，此时，死亡正以日甚至以小时的速度向他（她）逼近，仅剩的生命感觉只有一个：痛；为此整日整夜不能入眠……此刻生命的尊严对于临终病人来说是最后一道防线，如果这个防线也崩溃了，生命便失去了意义。

对于临终病人而言，生命的尊严往往成为他们意识中第一的、最重要的要求。生命越是临近终点，人对尊严和爱的渴求越是强烈。在医院的安宁病房，这样的情景常常可见，例如，有位患了晚期癌症的女士，她枯瘦的手指上仍戴着钻戒，病床旁摆放着子女的毕业照和她年轻时的照片；虽躺病床，但她每天涂唇膏，戴假发，非常注意自己的仪容；每当子女和亲朋好友来探视，她总是扶正假发，擦上粉妆。

医护人员问她为何不让家人分担现在的真实感受，她答道："我永远不希望孩子和亲友们看到我现在的真实形象。"她渴望保持尽可能美好的姿态，维护人生终点的尊严。最终这位病人在舒适、安宁的环境中平静地度过了有限而有意义的最后时光，至死保持着人的尊严，有尊严的死去是每个人所渴望得到的最后结局。

所以，维护人生终点的尊严十分重要。因患不可逆转疾病或自然衰老而走向死亡是生命发展的必然结果。维护临终病人的尊严，最重要的是从生命质量角度出发，尊重病人的人格和要求，帮助他们安宁、舒适地度过生命的临终过程，使人生的落幕更尊严、优质、无憾。

尊严是崇高的人的精神，她是一种风度，也是一种豪情，神圣而又实在。

能力测评

根据学生听课及【实训演练】的完成情况对学生进行考核。可从知识学习、技能要求和职业态度三个方面进行测评。

项　目	测评标准		得分
知识学习（30分）	能否认真听老师讲课　（2分）		
	听课过程中有无提出问题　（4分）		
	能否回答临终关怀的概念　（4分）		
	能否正确回答临终老年人的类型　（10分）		
	能否详细描述临终过程及常见症状　（10分）		
技能要求（50分）	诊断是否标准、规范（40分）	1. 能够初步判断老年人是否处于临终状态；属于哪一类临终患者　（10分）	
		2. 能够正确分析临终老年人的症状，判断临终老年人的患病程度　（15分）	
		3. 能够对临终老年人进行心理护理　（15分）	
	操作过程中有无发现或者提出问题　（5分）		
	与同学、老师是否有互动　（5分）		
职业态度（20分）	热衷于老年人的临终关怀工作　（8分）		
	与老人沟通时是否有足够的耐心、细心、爱心；是否能够注意老年人的安全及个人卫生　（6分）		
	与老年人家属沟通时，是否心平气和，是否耐心详细地介绍患者情况，并给家属比较中肯的建议　（6分）		
总　分			

任务2 帮助老年人正确对待生死

学习目标

知识目标	科学认识和对待死亡 了解对老年人实施死亡教育的方法
能力目标	能够因人而异地进行生死教育及临终护理 能够帮助老年人树立科学的生死观
态度目标	热衷于老年人的临终关怀工作 对生死教育持严肃、认真的态度

情景导入

姜奶奶患乙肝已经有两年，到处求医，看过西医和中医，吃过各种中西药，甚至还去求过菩萨，但都无济于事，病情始终未见好转。姜奶奶开始怀疑自己已经转为肝癌，近来她开始向上帝乞求宽容，希望多给她一段时间，让她能够看到29岁的儿子成婚。

问题讨论

1. 试述姜奶奶存在的身心问题。

2. 姜奶奶在面对死亡的来临时，有哪些举动？

3. 人们为何惧死往生？

方法指导

对案例中姜奶奶进行心理评估，并做出心理护理诊断，制订心理护理计划，实施心理护理措施。在此过程中，材料的收集要充分，注重细节；诊断要全面仔细，尤其是姜奶奶的心理症状；操作时，维护良好的护理关系，语言表达要准确，所选择的心理护理措施能够解决姜奶奶的问题。

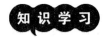

1.科学认识与对待死亡

1) 死亡是必然的结果

哲学家告诉我们:没有生就没有死;生殖必然妨碍永生。地球既不能维持再生,又不能维持永生。就像一个热闹的场所,挤满了人,这就需要前客让后客。"长江后浪催前浪,世上新人替旧人。"也就是说,我们需要离去,以便为新一代腾出空间。对这个"人为什么会死亡"的问题,科学家的解答是:我们的细胞的生命跨距已达极限,人类在遗传上注定要死亡。

从生物学的观点看,个体、器官、组织到细胞都有它发生发展、衰老到死亡的全过程。同样,人也是如此,从童年、青年、成年到老年,也是一个发展的全过程。死亡是每个人回避不了的人生终点。

辩证唯物主义者把生老病死看成自然规律。对老年人来说死亡是必然的结果。只有正确对待死亡,顺乎自然,视死如归,老年人的生活才会有意义;否则,老年人的生活将一直笼罩着一层阴影,在阴影下生活是痛苦的。老年人在日常生活中,如果总是想到死,看到菊花盛开,他就想到明年我还能再看到它吗;当他收拾夏天的衣服时,他也想到明年我还能穿它吗;这样他就会悲哀、绝望。老年人对死亡的恐惧与身体状况、心情、社会价值观有密切的联系,身体状况不好,或者患有慢性疾病的人,比自觉身体健康的人更多想到死;处于抑郁情绪的人会想到活下去有无社会价值。否认死亡,也会使老年人的生活平淡无味。物理学家约维勒说:"没有死亡的生活毫无意义……仿佛一幅画没有框架。"这是因为对"我们有一天肯定会死"这一唯物主义的认识会加深和美化对现在的感觉。也就是说对死亡的必然性的认识会增加老年人对生活的热爱。

总之,老年人要度过有意义的人生,就应遵从自然发展的原则,以及生和死对立统一的规律,不畏惧死亡。从死亡的积极意义着想,从大局考虑。死亡可以更新世界,维持生态平衡,使社会协调。如果疾病已落在自己身上,就应以乐观、豁达的心情对待,也就是说"既来之,则安之";同时,坚定生活的信心,控制和调整自己的心理状态,维持平衡,很好地配合医生治疗,与疾病作斗争。如果疾病已发展到无法治疗的程度,就得服从生老病死的自然法则,泰然自处,安然离世。

2）愉快地活好每一天

既然死亡谁也无法回避，那么就应该珍惜晚年的有限之日，愉快地活好在世的每一天，如何才能活好？不少专家教授提出了许多高明之见，总的事说是要走现代科学养生之路，但如何走这条路？大量专家学者开出了许多有益的处方，笔者认为，主要是心理、运动、饮食三个方面要引起高度重视。

（1）心理因素非常重要。一个人要想健康长寿，必须调节情绪，保持愉快心情，做到开朗、诚实，否则，无论社会或家庭提供再好的养老环境，也不可能达到健康长寿之目的。情绪是人对客观事物态度的体验，如喜、怒、哀、乐等。愉快、兴奋使人进取，对人对事充满热情，有利于健康；消极情绪则降低人的活动能力，悲伤、忧郁使人消沉，对人对事漠不关心，使人精神不振，不利于健康。所谓开朗，就是不封闭自己，坦率，能打开自己心灵的门户，正确评价自己，做到自知、自信；所谓诚实，就是实事求是，尊重客观规律，科学地看待一切，能知足，顺应自然。国内外学者经研究后提出心理健康的标准应是：有合理的认识与明确的生活目标；有愉快的情绪和幸福感；有良好的个性和自我控制能力；有良好的适应能力，善于与人相处。在现实生活中我们看到，长寿老人都是心情愉快，想得开，放得下，胸襟博大乐观开朗，无忧虑，无怨气，善于调节情绪，以顽强的毅力和乐观的精神闯过一个又一个难关，知足、满足、愉快地度过晚年的。

有两位女性老人以不同的态度对待癌症，面对死亡的心态也不一样。

一位是不愿意让癌症牵着走，试图创造抗拒和战胜癌症的奇迹。她不绝望，注意锻炼和调节生活，寻求快乐。在治疗期间，她还编织毛衣、看书；在目光模糊不清不能读书时，就在录音机前学外语；当体力日趋衰竭、行动困难时，还努力坚持锻炼，就这样她与癌症斗争了整整4年。

另一位则选择了另一条道路。当知道自己患的是癌症、死期将近时，她很沉着地接受了死亡。与亲人谈了几次话后，她把药片积累起来选择了自杀。

（2）生命在于运动，运动对老年人的重要性是毋庸赘言的。保持脑力和体力协调的适量运动，是健康长寿的一项有效措施。在运动实践中有三个问题很值得注意：一是要根据每个人的自身条件和兴趣爱好来选择运动项目，现在运动项目很多，步行、慢跑、打球、打太极拳、做健身操、练气功、跳舞、舞剑……完全可以凭着自身条件和兴趣爱好来选择，一经选定，就要持之以恒，不要强求强度，也不应随大流；二是运动不要过量，千万不要幻想一运动就能百病消除，健康长寿，要循序渐进，不要操之过急，不管选择何种运动项目，以使自己感到轻松舒适，不觉疲劳为原则；三是别忽视脑力劳动，老年人不宜沉溺于电视机和牌桌旁，要做些有益于动脑的活动，常言道："人怕不动，脑怕不用。"勤用脑，可使人保持头脑清醒，思维敏捷，减少老年性痴呆症的侵入。

（3）合理膳食是保障人体健康的基础，现在我国解决了千百年来的温饱问题，吃富含营养的东西多了，于是身患过去只有富贵人家患的那些诸如肥胖、肿瘤、脑心血管病、糖尿病等病症的人也多了，引起了不少专家学者大声疾呼要"科学养生，合理膳食"并开出了不少在膳食方面要粗细搭配、戒烟限酒、多吃蔬菜水果，注意各种营养平衡的好处方，这些无疑是要引起高度注意的，但从实践中可以知道：凡属自己喜欢吃的东西，不要过分拘泥某些专家的忠告，因为从科学上讲，自己喜欢吃的东西，应该是自己身体所需要的，只是不宜经常和过多的吃而已，如果自己想吃的东西永远得不到满足，成为终生遗憾，反而对健康不利。

2.对临终老年人实施死亡教育的原则和方法

养老护理员实施的死亡教育绝不是指上课式的教育，而是指在临床实践中，养老护理员所进行的一切可以影响人的死亡观念、死亡心理、增进人的死亡知识和对死亡的自我调适能力的活动。养老护理员在死亡教育中的角色不是说教者、管理者，而是以一种帮助和鼓励的护理模式，使病人平静地对待死亡，获得良好的临终生存质量。养老护理员实施的死亡教育，不是孤立进行的。而是与老年工作紧密地融为一体，不可分离；养老护理员进行死亡教育也不是直接正面与老年人谈"死"，而是体现在养老护理员的每一个微笑、每一个目光、每一句言语、每一项操作之中。

养老护理员实施死亡教育的方法技巧很多，也很灵活。以下只简述实施原则及主要的方法技巧。

1）尊重临终老年人的权利

美国《基础护理——精神生理学的研究》一书的第49章"临终病人的护理"中提出的"临终病人权利表"中尊重临终病人权利的观念，对于指导临终照护和死亡教育都是非常重要的原则。

2）设身处地替临终老人思考

护理濒死老年人时，养老护理员应善于把自己置于老年人的位置思考：当自己面对死亡时，最迫切的需求是什么？最希望获得的帮助是什么？自己采取的护理措施是否是最适宜的？这会使老年人感到你很理解他，很善解人意，而愿意与你沟通。

3）对老年人的死亡观念及言行不妄加评断

临床工作中，养老护理员会遇到各种老年人，这些临终者有些人可能已接受死亡，有些人则否认或惧怕死亡，有些病人有自己的宗教信仰，相信来世，企望再生……一个优秀的养老护理员不能像判断是非的裁判，不能把自己的观念强加于人，而要让病人自由地表达自己的感觉。

4）不勉强老年人谈论"死"

对于晚期病人，即使已是垂危者，养老护理员也不应贸然勉强跟病人谈论"死"，要尊重老年人的意愿，但是应使老年人知道，在任何时候，只要他们准备好了，养老护理员随时都可与他们谈心事。同时，养老护理员应具有观察、判断病人有无这种愿望的敏感性。

5）持有诚实的态度

目前，对真实的诊断和病情的告知，是由医生决定的。但保密不是上策，正如 Kubler-Ross 所说，保持秘密将会产生人为的屏障，使老年人对养老护理员失去信赖。养老护理员要以诚实的态度与老年人保持一种诚恳的关系，这里不涉及告知诊断的问题，关键是帮助老年人分担困境中的苦恼。如在与临终老年人谈话时反应要真实，不要给予虚假的安慰等。

操作步骤

对案例中姜奶奶进行心理护理，具体方法如下。

1. 症状表现及诊断

姜奶奶目前主要存在生理和心理两方面的问题。

（1）生理症状：姜奶奶确实患有乙肝，而且已经两年了；

（2）心理症状：姜奶奶怀疑自己得了肝癌，疑心重；过度担心自己的病情，恐惧死亡的到来，祈求上苍保佑，出现了对死亡焦虑、恐惧等不良心理状态。

根据上述症状表现，姜奶奶有可能患上了死亡恐惧症，这是一种常见的老年人心理障碍。需要给予一定的心理调适，使她放宽心，坦然面对病情，面对不可避免的死亡。

2. 心理护理措施

1）帮助姜奶奶了解病情

姜奶奶因为自己的乙肝迟迟不好，从而怀疑自己得了肝癌，所以一方面养老护理员要向姜奶奶传授乙肝的相关知识，让姜大妈正确认识乙肝，知道慢性乙肝的病程很长，但不是不治之症，只要她谨遵医嘱，同时生活中注意饮食卫生，多运动，病情是可以得到控制的。另一面，养老护理员可以向姜奶奶详细介绍她的病情，同时也向她普及一些肝癌的知识，两相对比之下，让她明白自己未患肝癌。

2）对姜奶奶进行生死教育

由于姜奶奶恐惧死亡，所以护士要对她进行生死教育，使她正确面对死亡。

（1）正确对待死亡：引导姜奶奶认识到死亡是自然规律，地球上的一切生物无不遵循这个自然规律，那就逐渐接受死亡，泰然处之。与其恐惧死亡，不如过好眼下的每一天。

（2）正确对待疾病：使姜奶奶意识到疾病是人类的敌人，它危及人的健康和生存。与疾病作斗争，某种意义上是与死亡作斗争。积极的心理活动有利于提高人的免疫功能，良好的情绪、乐观的态度和充足的信心是战胜疾病的良药。

3）心理调适

（1）愉快地生活。嘱咐姜奶奶在平常生活中要重视心理、运动、饮食三方面。尤其是心理因素非常重要，让她知道，长寿老人都是心情愉快，想得开，放得下，胸襟博大，乐观开朗，无忧虑，无怨气，善于调节情绪，以顽强的毅力乐观的精神闯过每一个难关，知足、满足、愉快地度过晚年的。所以引导姜奶奶积极调整自己的心态，在家人及医护人员的支持下，勇敢地面对疾病、面对未来的生活。

（2）帮助姜奶奶寻求社会支持。姜奶奶最挂念的是儿子，那么一方面我们的护理人员要及时与姜奶奶儿子沟通，让儿子给妈妈多些陪伴，多些鼓励；尤其是姜奶奶期盼看到儿子结婚，儿子如有结婚对象，可以经常与母亲聊一下对方，如若没有，也要告诉母亲，自己在积极寻找，让母亲宽慰。

（3）如果姜奶奶怀疑自己得癌症的疑心不减，必要时可寻求专业心理医师或心理咨询师的帮助。

实训演练

孙爷爷，男，78岁，因脑出血瘫痪，已卧床多年，大小便失禁，但大脑比较清醒，感觉自己瘫痪这么多年，子女照顾自己很是辛苦，多活一天子女就多辛苦一天，不如死了算了。

请结合【情景导入】中对姜奶奶的心理护理及【知识学习】的相关内容，分析孙爷爷想死的心理诱因，并对孙爷爷进行死亡教育。

拓 展 学 习

1. 老年人生死观的形成

生死观即人们对生与死的根本看法和态度。

一个人的生死观不仅与其世界观或价值观紧密相连，而且与个性和毕生经历有关，与其所处的文化和社会条件、家庭关系也有着不可分割的联系，因此在进行临终关怀时应该充分尊重患者的个人生活经历，对患者的临床表现加以理解。

1）个性差异对老年人生死观的影响

老年期的生存模式可以说在很大程度上受个人身体素质的条件所制约，但尤其受本人对人的生死之态度所左右。各人差别很大且极富于个性，应该说它是人的毕生经历的产物。有的构成了明确的世界观体系，也有的是蒙混不清，还有的在晚年其生死观仍在不断的变化。有在痴呆时"等待死神降临"的，甚至也有无所谓生死观而茫然混日子的。人被死亡所扰时，有积极对待的，也有消极对待的。

2）地域文化对老年人生死观的影响

文化条件会很明显地影响老年期的生死观，如当地的宗教信仰、风俗习惯。印度教、基督教、伊斯兰教及佛教各有其生死观。

3）社会综合条件对老年人生死观的影响

不言而喻，人们处于老年期的社会条件也是影响生死观的因素之一。大家庭中的老年人、相依为命的老夫妻或天涯漂泊、孑然一身的孤寡老人等的社会条件，必然影响老年人的生死观。

2. 老年人要树立正确的生死观

1）对死亡的态度

毋庸赘言，死亡是人生晚年所面临的最大危机。进入垂老之年的人首先面临的是自己的生命已要油尽灯灭、时刻接近死亡这一现实问题。许多老年人面对自己生命之钟行将停摆时总是不敢正视。然而对这必然的现实采取无视它或否定它的态度，都不能说是年龄增长达到成熟的人应有的态度。老年人不仅要正视死亡这一现实，而且更应该把死亡与自己的生命融合起来，走完自己的生命的最后一个历程，这样才能理解生命的全部意义。

面对死亡采取肯定的姿态，对人生的晚年有积极的反应，从而给老年生活带来新的意义，这是对不断衰老的老年人在其晚年面临的一场认真的挑战，也是一个重要的课题。

世界上有许多男子，在进入领养老金的生活后，却出乎意料的不久就死亡，已成为无可辩驳的事实。在德语中就有一个专门术语称为"养老金死亡"，就是指的它。其中很大的一个原因是男性与女性相比较而言的，大多数男子把自己与自己的工作融合在一起，在工作中显示了自己的志向和乐趣，一旦退休，剥夺了这些人的工作权利，他们就失去了人生的意义与生活欲望，导致迅速老朽衰亡。

2）对世事的挂念

人们在临终之前，必然会顾虑到自己的家庭和亲友，如果能够尽可能地完成自己尚未完成的事业和使命，在适当的时候向接班人移交自己的职权和责任，使工作顺利过渡；尽量补偿自己过去所犯过的错误与敌对者和解，使自己的周围处于和谐、圆满的气氛中。那么老人在临终前会更加安心与坦然，每个人在生命的旅途的最后几个月里，都希望能够了无牵挂，安心撒手人寰。因此，作为老年人自己与家属等照顾人员都应该积极地配合完成上述事项，使其在临近死亡之时少些牵挂与遗憾。

3）知道临近死亡的权利

是否通知衰老的人或病人的死期是医生与心理学家一直在争论的问题。许多医生的意见倾向于不告诉患者有关病状的严重性与实际情况为好。但是近来，医生与患者坦率交谈死期的呼声正逐渐增高，当然在其他一切领域也要求坦率与诚实。隐瞒病状的严重性与其说是医生的职责，还不如说是对患者的蔑视。有意识地搪塞反而破坏医患之间相互信任的关系，有意识的无视死亡，只不过暗示了人的临终与死没有什么价值与意义。

对这个问题上的坦率要求的另一个重要论据也是近几十年来，哲学家、心理学家及诗人们一再申述的主张："人们不仅必须生活自己仅有的一次生，同时必须完成自己仅有的一次死亡。"特别是哲学家海德格尔与诗人里尔克强调："人的生是相同的，但是人的死却是各不相同的，各人应死得其所。"有意识地完成自己死的前提条件就是要清楚地了解自己的现状，特别是要有知道关于自己即将到来的死期的权利。因而对准"死"这个目标，运用自己的意志，与死亡作斗争，这是人生最后的也是最重要的阶段。为此需要在老人濒死阶段，把有关死期的真实情况加以说明，并尽可能给予帮助，这应是医生的职责。

当然，在通知患者处于生命垂危的时候．要求医生具有敏感、机智的心理，而严禁在对病人报告严重性时采取性急的态度，应慢慢地、逐步分阶段告之。根据各种调查，许多病人都一致期望知道有关自己的病况的正确信息，期待从医生口中直接听到不加修饰的自己的生存期限。

能 力 测 评

根据学生听课及【实训演练】的完成情况对学生进行考核。可从知识学习、技能要求和职业态度三个方面进行测评。

项　　目	测评标准		得分
知识学习（30分）	能否认真听老师讲课 （2分）		
	听课过程中有无提出问题 （4分）		
	能否回答老师提出的问题 （4分）		
	能否准确详细概述老年人生死观的形成影响因素（6分）		
	能否知道如何实施死亡教育（6分）		
	能否科学认识和对待死亡（8分）		
技能要求（50分）	诊断是否标准、规范（40分）	1. 能够按照所学知识对老年人生死观进行理解与把握 （10分）	
		2. 能够依据临终老年人个人状况进行临终护理（15分）	
		3. 能够对临终老年人进行死亡教育 （15分）	
	操作过程中有无发现或者提出问题 （5分）		
	与同学、老师是否有互动 （5分）		
职业态度（20分）	热衷于老年人的临终关怀工作，对生死教育有一种严肃认真的态度 （8分）		
	与老人沟通时是否有足够的耐心、细心、爱心；是否能够注意老年人的安全及个人卫生 （6分）		
	与老人家属沟通时，是否心平气和，是否耐心详细地介绍患者情况，并给家属比较中肯的建议 （6分）		
总　　分			

任务 3　对临终老年人的心理护理

学习目标

知识目标	了解死亡的五个阶段 了解对临终老年人实施心理护理的方法与技巧 了解减轻死者亲属悲伤的方法
能力目标	能够正确识别老年人所处的临终阶段，对临终老年人做出准确详细的心理评估，并进行心理护理 能够对死者亲属进行心理干预
态度目标	热衷于老年人的临终关怀工作 对工作细心、认真、谨慎，善待临终老年人及家属

情景导入

张爷爷，男，60 岁，因晚期肝硬化伴顽固性腹水，经多家医院医治无效病情加重，转入某医院消化内科，经检查后确诊：肝硬化、门静脉高压、肝静脉回流受阻、淋巴液漏致顽固性腹水。给间断放腹水，保肝利尿对症治疗，腹水逐渐减少，精神好转。老人又看到了希望，主动配合治疗护理。由于病情变化，曾两次出现轻度肝性脑病症状。老人精神一好转，就自己动手穿衣、进餐、下床活动，或扶拐到外走廊散步。老人在治疗期间心理反应不一，时好时坏。但是在治疗过程中，始终很勇敢、坚强。后因病情恶化，呼吸心跳停止而死亡。

问题讨论

1. 上述案例中张爷爷的身心状态如何？

2. 试分析，老年人的心理状态会有哪些起伏？

3. 在护理过程中，如何对临终老年人进行有效的心理关怀？

方法指导

对案例中张爷爷进行心理评估，并做出心理护理诊断，制订心理护理计划，实施心理护理措施。在此过程中，材料的收集要充分，注重细节；诊断要全面仔细，尤其是张爷爷的心理变化；操作时，维护良好的护理关系，语言表达要准确，选择的心理护理措施要能够解决张爷爷问题。

知 识 学 习

1. 死亡要经历的五个阶段

库布勒·罗斯女士在她的《死亡的瞬间》一文中，介绍了面对死亡时的五种精神状态。

1）第一个阶段：否认

这是得知身患绝症病人的第一个反应。"一定是哪个地方弄错了，这不可能！"患者对有关死亡的消息认为是不真实的。在这个阶段中，患者把自己与周围隔离开来。患者的家属与亲友必须充分理解这一阶段，而且有必要与患者共同体验这一阶段。

2）第二个阶段：愤怒（对医生和命运）和嫉妒（对一般病人）接踵而来

这时典型的问题是："为什么是我！"这个阶段的患者普遍易怒。"为什么我现在会……？"、"为什么我现在必须死呢？"等一类的问题常常脱口而出，充满怒气而不易抑制。然而为了过渡到平静的宽容状态，这个易怒阶段是必须克服的。

3）第三个阶段：交易（讨价还价）企图延缓不可避免的死亡

一个女人发誓说："我只要能活到看见儿子结婚，就心甘情愿地死去。"但后来她又否认了原来的这个条件，说："现在别忘了，我还有另一个儿子。"在这一阶段通常有与死神、命运或者是与医生进行交易的特征。患者在这一阶段对别人特别随和，周围的人在这个阶段对患者可做出重要的帮助。

4）第四个阶段：抑郁沮丧

患者面对必然失去的一切而意志消沉、叹息、悲观。他必须与所爱的人永别，必须抛弃财产和所拥有的东西，将失去一切。在此状态下，患者把自己与外部世界隔离开来。这是对过去的丧失和面临巨大丧失的哀伤。他们为自己即将到来的死亡而悲哀，并希望别人分担自己的哀痛。此时，与患者亲近贴心的人，应考虑帮助患者面对死神，承认现实，积极治疗，恢复内心的平静与安详。

5）第五个阶段：接受

此为最后的阶段。接受死亡即将来临的现实。接受死亡不该被错认为是一个快乐的阶段。它几乎毫无感情，似乎是斗争熄灭的时期。经历了前面四个阶段，这时，他们就不会再沮丧或不甘心了，他们会带着某种程度的默默的期望来思考面临的末日。

养老护理员及其亲属熟知死亡的五个阶段，才有可能给予濒临死亡者以真正的帮助。

2. 对临终老年人实施心理护理的技巧

1）谈论死亡的技巧

给予支持，而不是侵犯；表示关心，而不是好奇；给予控制并弄清老年人的心理；使用老年人的语言谈"死"；不断地"在场"，而不要退缩。

2）学会倾听

有时老年人谈论死亡时，并不是想听取别人的结论，而是想诉说，或只不过希望给自己一个出声思考的机会，以尽量自己做出解答。养老护理员应懂得并以倾听这种技巧帮助老年人。

3）帮助、鼓励老年人把恐惧、忧虑的情绪表达出来

临终老年人通常都有心事，怀有特殊的恐惧和忧虑，减轻老年人的心理不适，使其得以解脱的有效办法之一就是促使其开口说话。恐惧、担忧一旦说了出来，就比较容易驱散，甚至就在表达的同时，就已丧失了许多负面的影响力。具体方法技巧有：给临终老年人创造一个能得到支持的环境（热心、尊重、理解）；通过老年护理工作加深护患之间的情感交流，如对老年人"诉苦"的听取、理解并做出反应；尽一切努力使正在忍受痛苦的老年人舒适；陪伴孤独的老年人，不是巡视式地站在那里，而是间断地在老年人床边坐一会儿，或者可以预先告诉老年人你来陪伴的时间，老年人会期盼着你的到来。陪伴的人不需总是说话，只要"在场"，就能起到安慰的作用。这些都将增进信任和友谊。当老年人愿意开口时，就会敞开心扉与你交谈。他可能会告诉你他所恐惧、忧虑的事情，如被隔离、被抛弃、与心爱的人分离、孤独、疼痛、失去控制力、失去个人私密、身体受侵犯等；也可能诉说死前最挂心的事情，如亲人的生活、医疗费用、子女上学或就业、未完成的工作等。这使得养老护理员能够了解老年人独特的恐惧、忧虑和最挂心的事，可以讨论、制订计划、帮助解决。

4）尊重老年人的宗教信仰

护理有宗教信仰的临终者时，养老护理员如果不只局限于对宗教信仰的尊重，而能了解一些有关宗教信仰的知识，如某些宗教处理死亡的惯例，则会非常有助于与老年人沟通,有助于与老年人谈论死亡,有助于了解并满足老年人的特殊要求。

5)细心揣摩老年人对死亡的态度,做到有的放矢

在临床工作中,对老年人的某些情感或问话不可随意对待。如有的老年人不习惯郑重其事地谈死亡,他可能用开玩笑或俏皮话来表示,如:"我会笑着死的","到时把腿一蹬了事","你不愿让我死,是吗?"等。养老护理员应当懂得这些老年人内心同样很痛苦,在他们的话中隐藏着焦虑。这时,养老护理员绝不能表现出被逗乐或被触怒,也不能用玩笑话回敬老年人或转移话题,或用言过其实的乐观话安慰老年人(如"一切都会好的,别发愁!"),这些对老年人的忧虑没有任何帮助。养老护理员这时应以诚恳的态度表示对老年人情绪状态的关心,可以说:"您是顾虑自己的情况严重了吧?"又如,养老护理员在与老年人交谈中,老年人可能表示自己对死亡的恐惧,会说"我很怕死"。这时养老护理员适宜的反应是:"您想过有什么使您特别害怕吗?"当老年人说了一项他恐惧或顾虑的事情之后,养老护理员可以继续说:"我想您是不是还有其他忧虑可以对我说说。"这样交谈,对于帮助老年人搞清恐惧或担忧,对于养老护理员了解、评估老年人的心理状况都很有益处。

有的老年人不愿意讨论自己的死亡,养老护理员要尊重老年人的愿望。当一个原来不愿谈死亡的老年人流露出已准备好想谈谈他的处境的时候,养老护理员要立刻与他交谈,不要拖延,即使只能扼要地谈谈也很好。在谈话结束时,养老护理员可以说:"我们下次可以再多谈谈这个问题,……什么时候都行。"

在医生告知老年人诊断或病情的严重性,甚至是有关死亡的信息时,养老护理员应为老年人提供心理支持。在告知的同时给老年人指出一些希望,不论这种希望是大还是小,都应该维持老年人的希望;在告知时向老年人表示或让老年人明白,我将和您一起坚持到底,不遗弃您。

6)根据老年人情况,适时进行死亡知识的宣传教育

日常工作中,要把对死亡的宣传与教育融进老年护理和交谈中去,如讲述死亡并不是非常可怕的事情,死亡是整个生命的一部分,是人类不可抗拒的自然规律,当死亡来临的时候,人应该从恐惧、悲伤中解脱出来,平静地接受死亡;引导老年人在临终阶段更加珍惜有限的生存时间,注重生存质量,计划安排最需要做的事情;告诉老年人死亡本身并不痛苦,医学研究表明,在心脏停止跳动,大脑停止活动的瞬间，人的意识完全丧失，感觉不到任何痛苦，而人在疾病末期，精神和肉体都在经受痛苦的折磨，当痛苦发展到一定程度，即必定要死亡的时候，无痛苦的死亡就是对痛苦的精神和肉体的一种自然的解脱方式；指点或提醒病人，平静、安宁的死亡态度，有助于缓和亲人的悲伤。

操 作 步 骤

对案例中张爷爷进行心理护理评估、诊断，并做出心理护理，具体方法如下。

1. 心理评估及诊断

（1）案例中张爷爷临终前的心理时好时坏，精神好转时就充满希望，配合治疗，治疗过程中坚强勇敢。

根据张爷爷的上述表现，可以看到张爷爷的心理状态受病情反复的影响较大，应该处于临终患者心理变化的第三个阶段——讨价还价期。为了延长生命，张爷爷正在尽量用合作和友好的态度来推迟死亡的时间，但面对病情的时好时坏，张爷爷又不可避免地出现一些心理波动，如好转时的兴奋、希望，恶化时的愤怒、恐惧等。此时，护理上要细心照料，尽量解除张爷爷生理上的痛苦和心理上的负担。

（2）此阶段，养老护理员除了要注意观察张爷爷的心理变化外，还要对老人作进一步了解，以获取老人更多的信息，更好地满足老年人的临终需求，比如，老年人的家庭结构、以往从事的职业、个人性格爱好等。

2. 心理护理计划

鉴于张爷爷目前处于临终心理变化的"讨价还价期"，一方面，护理人员要做好对张爷爷当前心理状态的应对措施，同时，护理人员也要做好应急准备，预防或调适张爷爷顺利度过接下来可能要经历的忧郁沮丧期，使张爷爷坦然接受死亡的事实。

3. 心理护理措施

（1）目前张爷爷处于"讨价还价期"，对生命还充满期待，此时护理人员更应主动地关心体贴患者，认真观察病情，加强对张爷爷的生理护理，如及时补充营养和体液，注意张爷爷个人卫生，严防感染及褥疮，尽量满足张爷爷求生的要求，如请技术高明的医生会诊，用特效药治疗等。

（2）维护张爷爷的尊严。对张爷爷在治疗过程中表现出的坚强、勇敢给予赞扬和鼓励，一方面可以增强张爷爷的荣誉感，体验愉悦，另一方面，也有利于拉近张爷爷和护理人员的距离，提高他对护理人员的信任感。

（3）提供社会支持。随着病情的恶化，张爷爷有可能从"讨价还价期"转入"沮丧犹豫期"，这时护理人员要帮助张爷爷家人了解他的情况，获得家人对他的支持和帮助。要尽量增加或积极安排家属亲朋陪伴张爷爷的机会和时间，让他们倾诉衷肠、互相慰藉，避免发生意外。护理人员也应该多陪伴张爷爷，与其亲切交谈，给他喂饭、洗脸，使他感受到生命弥留之际生存的意义和价值。

同时，抑郁严重的老年人，可以寻求心理咨询师的帮助。

（4）对张爷爷进行生死教育，使他坦然面对死亡。

（5）案例中，张爷爷呼吸心跳已停止，针对心脏死亡，护理人员一方面照顾好张爷爷的个人卫生，同时要听取张爷爷家属的意见要求，让他安详离世。

实 训 演 练

邓奶奶，女，80岁，因脑血栓造成侧偏瘫，已卧床三年多，因病情加重，且出现其他并发症而入院治疗与看护。最近一段时间身体机能明显下降，所谓久病床前无孝子，家人已经渐渐失去耐心跟热情去照顾她了，因此送到医院委托医护人员照料，家人每日会到医院待上一会儿，没有过多的陪伴。

请结合【情景导入】中张爷爷的心理护理及【知识学习】的相关内容，分析邓奶奶患病的心理诱因，并对邓奶奶拟定初步的心理护理方案。

拓 展 学 习

1. 逝者家属要经历的三个悲伤阶段

亲人对临终者的最后的死亡，无论是长辈、平辈、还是配偶或子女，都是最悲伤的事，是悲哀的高峰。因此需要以深深的同情有效地疏导与安抚。悲伤的历程经过三个阶段：震惊期，急性悲伤期，复原期。

1）震惊期

发生在亲人死亡后的数小时至数周内，主要表现为麻木、认知上接受失落的事实。

2）急性悲伤期

开始于丧亲者在认知与情感层面同时接受死亡事实时，表现思念与寻找逝去亲人后情感上接受失落的事实，经常回顾和追忆与逝者的关系。

3）复原期

开始于丧亲后的 1 个月或数月，表现为解组、失望及重组，逐渐适应逝者不存在的新环境。有人说悲伤哭泣使脑部引发悲伤的化学作用变缓和，哭泣有时的确可以停止悲伤，但也有可能使你继续执著于悲伤。一般人常常劝他人："好好哭一场"，其实这个观念不一定正确。尤其是病人死亡，他的亲属哭泣越发增加忧思，结果只是更添悲伤。

2.帮助逝者家属尽快走出悲伤

根据悲伤的三个阶段和正常哀伤反应，做好丧亲后的抚慰工作十分重要，具体做法如下。

（1）给予震惊期的情绪支持，瞻仰遗体并协助遗体护理。

（2）留心观察亲友情绪的行为举止。

（3）使家属有说话的机会，让其禁忌地讲与逝者有关的事情。

（4）让家属回忆，看旧照片，回味欢乐与艰辛，使他们得到心灵安慰。

（5）时间或许会减弱哀痛，但永远不能消除哀痛。伤痕总会留着，应使哀伤者重新振作，不是用消极方法帮助他们暂时忘却忧郁。

（6）哀伤的亲属一起经历互诉衷情，互相帮助及扶助会有益处。

（7）在复原期采取电话问候咨询，家庭访视，鼓励丧亲者参加社会活动等方法。

（8）说一些空洞甚至会伤害哀伤者的陈词滥调是对丧亲者的不适当安抚。如劝说："你要坚强"，"我了解你的感受"，"时间会医治一切"，"不要再想那么多"，"出去旅行会帮助你忘记"，"你要感到安慰，因他（她）不用受苦了"，等等。也不要轻易使用镇静剂和抗抑郁药物，这些药只能带给哀伤者短暂的安慰，不宜长期持续给予此类药物。

能 力 测 评

根据学生听课及【实训演练】的完成情况对学生进行考核。可从知识学习、技能要求和职业态度三个方面进行测评。

项　　目	测评标准		得分
知识学习 （30分）	能否认真听老师讲课　（2分）		
	听课过程中有无提出问题（4分）		
	能否回答老师提出的问题（4分）		
	能否知道死亡的五个阶段　（10分）		
	能否熟知对临终老年人实施心理护理的方法技巧（10分）		
技能要求 （50分）	诊断是否 标准、规范 （40分）	1. 能够正确识别老年人所处的临终阶段　（10分）	
		2. 能够对临终老年人做出准确详细的心理评估（15分）	
		3. 能够为临终老年人提供心理护理（15分）	
	操作过程中有无发现或者提出问题（5分）		
	与同学、老师是否有互动（5分）		
职业态度 （20分）	对工作细心、认真、谨慎（8分）		
	真诚对待老年人，与老年人沟通时语速适中，语气缓慢（4分）		
	与老人家属沟通时，是否心平气和，是否耐心详细地介绍患者情况，并给家属提出比较中肯的建议（8分）		
总　　分			

课后练习题

一、选择题

1. （　　）是死亡前的一个特殊阶段，是死亡必然的过渡阶段，没有哪个人能脱离临终，哪怕死亡是极其短暂的瞬间。

　　A. 疾病　　　　　B. 临终　　　　　C. 疼痛　　　　　D. 失禁

2. 临终病人常见的病情（症状）表现不包括（　　）。

　　A. 疼痛　　　B. 恶心，呕吐　　C. 幻觉　　　D. 失禁

3. 根据临终病人的特殊心理，可采取的心理护理措施不包括（　　）。

　　A. 耐心倾听　　　　　　　　B. 鼓励生活的信念

　　C. 家属的陪伴呵护　　　　　D. 触摸

4. （　　）指的是从危重伤病中意外恢复或者从毁灭性境遇中侥幸脱险者，对死亡威胁短暂的主观体验。

　　A. 隧道体验　　　　　　　　B. 濒死体验

C. 全景回忆体验　　　　　　　D. 正性情绪体验

5. 超过半数的人在濒死关头感到非常平静，甚至感到宽慰，有愉快感，这是（　　）。

　　A. 隧道体验　　　　　　　　　B. 濒死体验

　　C. 全景回忆体验　　　　　　　D. 正性情绪体验

6. 死亡教育的实施原则及主要的方法技巧不包括（　　）。

　　A. 尊重临终老人的权利　　　　B. 设身处地替临终老年人思考

　　C. 引导老年人谈论"死"　　　　D. 持有诚实的态度

7. 死亡要经历的五个阶段的正确顺序为（　　）。

　　A. 否认 – 愤怒 – 讨价还价 – 接受 – 抑郁沮丧

　　B. 愤怒 – 否认 – 讨价还价 – 接受 – 抑郁沮丧

　　C. 否认 – 愤怒 – 讨价还价 – 抑郁沮丧 – 接受

　　D. 抑郁沮丧 – 愤怒 – 否认 – 讨价还价 – 接受

8. 在（　　）阶段，患者对有关死亡消息的认识是不真实的。在这个阶段中，患者把自己与周围隔离开来。

　　A. 否认　　　B. 愤怒　　　C. 接受　　　D. 抑郁沮丧

9. 在（　　）阶段，患者面对必然失去的所有一切而意志消沉、叹息、悲观。他们为自己即将到来的死亡而悲哀，并希望别人分担自己的哀痛。

　　A. 否认　　　　B. 愤怒　　　　C. 接受　　　　D. 抑郁沮丧

10. 亲人离世后，家属要经过三个悲伤阶段，不包括（　　）。

　　A. 震惊期　　　B. 急性悲伤期　　　C. 接受期　　　D. 复原期

二、判断题

1. 临终关怀是一种特殊照护，是医生、护士、心理医生、家属、社会志愿人员等共同参与，为临终病人提供旨在提高生命质量、减轻临终者痛苦、使之安详辞世的特殊服务的过程。（　　）

2. 对临终病人来讲，治愈希望已变得十分渺茫，而最需要的是身体舒适、控制疼痛、生活护理和心理支持，因此，目标以由治疗为主转为以对症处理和护理照顾为主。（　　）

3. 临终就是等待死亡，生活已没有价值。（　　）

4. 临终患者的常见类型有：晚期恶性肿瘤、脑部器官病变久治不愈、病情

恶化者、植物人、多脏器衰竭病情者等。（　　）

5. 全景回忆体验是指濒死者像看电影一样对既往经历的回顾，回顾的内容多为愉快的往事。（　　）

6. 维护临终病人的尊严，最重要的是从生命质量角度出发，尊重病人的人格和要求，帮助他们安宁、舒适地度过生命的临终过程，使人生的落幕更尊严、优质、无憾。（　　）

7. 死亡可以更新世界，维持生态平衡，使社会协调。（　　）

8. 愉快、兴奋使人进取，对人对事充满热情，有利于健康；消极情绪则降低人的活动能力，悲伤、忧郁使人消沉，对人对事漠不关心，使人精神不振，不利于健康。（　　）

9. 对临终老年人实施心理护理技巧包括，谈论死亡的技巧、学会倾听、帮助鼓励老年人把恐惧和忧虑情绪表达出来、尊重老年人的宗教信仰、根据老年人情况进行死亡知识的宣传教育等。（　　）

10. 在接受阶段通常有与死神、命运或者是与医生进行交易的特征。（　　）

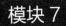

养老护理员的职业心理素养

养老护理员的职业心理素养是指养老护理工作对其从业人员要求具备的心理因素的总和，包括养老护理员的心理素质、道德修养、专业知识和技能要求。

任务 1　养老护理员的心理素质

学习目标

知识目标	了解心理素质包括的内容 了解养老护理员应具备的心理素质
能力目标	通过实操提高养老护理员的心理素质
态度目标	具备良好的职业心态

情景导入

李阿姨是一名公寓的养老护理员，在十几年的工作中，李阿姨精心照顾老人，和老人聊天，为老人们端茶、送水、喂饭、洗澡、接尿、擦身体。对于腿脚不方便的老人，李阿姨更是关怀备至，经常把他们背到户外呼吸新鲜空气，晒太阳。对长年卧床的老人，为防止日久生疮，她每隔几个小时就帮老人翻身。李阿姨全身心照料老人，不仅赢得老人的喜爱，还感动了社会上的许多人。

问题讨论

1. 什么是心理素质？

2. 作为一名合格的养老护理员，要具备哪些心理素质？

3. 养老护理员应如何健全心理素质？

方 法 指 导

对案例中李阿姨能够赢得老人们的认可与尊重进行分析，分析其能够受到尊重与认可的原因，分析其作为养老护理员所具备的良好心理素质，同时，就其如何维护和保持其良好的心理素质提出可行性措施。

知 识 学 习

1. 人的心理素质包括的内容

一个人的心理素质在其成长过程中逐渐发展起来，并随着后天环境和教育的介入逐步形成。心理素质包括人的认知、性格、情绪和情感、意志等个性品质。在当今社会中，良好的心理素质越来越重要，它已成为个体能否成功的关键因素之一。

1）认知

认知是个体认识和加工客观世界信息的活动。认知能力一般包括观察力、注意力、记忆力、思维力、想象力五方面。每个人的认知能力都因自身成长环境、知识、年龄等因素而不同。也就是说，认知能力存在个体间的差异。个体差异指个体在成长过程中因受遗传与环境等交互作用，不同个体之间在身心特征上彼此不同的现象。认知能力差异是指个体在感觉、知觉、注意、记忆、思维、想象等能力上表现出的差异。研究者们往往对个体差异问题感兴趣，是因为他们试图解释为什么一些人总能比别人出色地完成且更能胜任某些特定的认知任务。大量的研究也表明，人的认知能力的发展过程类似抛物线，成年之前，认知能力随着年龄的增长而增长，到达最高点；随着年龄的继续增长，认知能力将逐渐下降。

2）性格

我们经常说"性格决定命运"，其原因就在于在每个人的生命中，都会由个人意识开始，产生个人不同的思想。而通过个人的思想会产生各自的行为，并且行为会形成一种行为模式。最终，这种行为模式就会变成一种习惯，而习惯就被塑造成了每个人的性格。性格是人的主要个性特点的集中表现，性格通过人对事物的倾向性态度、意志、活动、语言、外貌等方面表现出来。

由此可见，性格指的是一个人经常性的行为特征，以及因适应环境而产生的惯性行为倾向，它是表现在个人对现实的态度和行为方式中的较为稳定而有核心意义的心理特征。因此性格包括显性的行为特征和隐性的心理倾向，是一个人心理面貌本质属性的独特结合。

心理学认为性格是由能力、气质和个性三个方面组成的，个性只是性格的一部分，所以个性的不同只是表现出性格差异中的一部分。另外，能力和气质上也存在差异，比如，有的人能言善辩；有的人沉默寡言、木讷；有的人热情奔放，不拘小节。

3）情绪和情感

人在认识世界、改造世界的过程中，不是无动于衷的。俗语说："人非草木，孰能无情"，人在感觉、知觉、记忆、想象、思维时，总伴有欢乐、悲伤、厌恶、愤怒和恐惧等情绪体验。因而，个体情绪的变化是伴随着个体心理活动过程产生的，也就是说个体情绪的起伏和变化是有原因的。当我们成功的时候，我们会极度兴奋、愉悦，看到的一切事物都是美好的；但当我们失败的时候，会感到痛苦、失望，同样的事物看在眼中却充满了灰暗和暮气沉沉的气息。

关于情绪与情感的涵义，一般认为，情绪和情感是人对客观事物的态度体验及相应的行为反应。情绪和情感作为生物因素和社会因素、先天因素和后天因素相互结合而产生的整合性的心理组织，在个体的学习、工作和身心健康方面均发挥着重要的作用。

4）意志

意志是指个体能自觉地确定目标，并根据目标采取相应的行动，克服行动中的困难，最终达到目标的心理过程。例如，学生为了取得好的成绩，"两耳不闻窗外事"，每天认真学习，最终取得优秀的成绩。

2. 养老护理员应具备的心理素质

作为一名合格的养老护理员，具体来说应具备以下良好的心理素质。

1）热心、爱心、耐心

热心、爱心、耐心是从事一项事业最基本的素质，这对养老工作来说也最为重要。养老护理员要热爱自己的本职工作，对老人要有爱心，做事要认真耐心，才能真正把工作做好。

2）思维能力

要善于对不同症状、性格、年龄、环境中的老年人进行护理总结和归纳，特别是养老护理员的很多工作都是要独自去完成的,这就需要护理员能够有较强的独立思维能力。较强的思维能力能让养老护理员做到心中有数,不仅能够减轻一部分心理压力,还能有效地预防和处理一些突发事件,做到沉着应对。

3)观察能力

观察能力对个体来说是非常重要的。观察力是优秀养老护理员的重要心理素质之一。养老护理员能够根据自己所学知识和感官观察,了解老年人的身体状况和病情特点,根据常规检查,比如呼吸、体温、血压、脉搏等情况,来获得一些病症的信息。当然,养老护理员应更加注重老年人的心理变化,观察老年人日常活动的差异程度,能够从老年人的行为举止中了解老年人的内心活动,从而更好地与老年人及其家人沟通,给老年人一个安逸顺心的晚年。

4)适应能力

适应能力是指个体为了更好的生存而在心理、生理和行为上的改变,以与社会达到一种和谐的状态。养老护理员需要进入家庭、养老院等机构,面对不同的环境,不同的人,应很快地适应,才能更好地工作,取得有效的成果。

5)责任心

老年人是最需要心理关怀的。养老护理员对老年人要有充分的责任心,要用心去做好每一项服务,更不能怕脏、怕累、怕麻烦,要把老年人当成自己的亲人一样去照顾。注重责任,重在心里有爱。强烈的责任感,会使人们即使在最平凡的岗位上也能做出不平凡的业绩。

6)洞察力

根据老年人不同的表现采取相应的有效的护理措施,及时解决问题,使老年人得到心理慰藉。多接触不同的老年人,在工作中积累经验,了解不同性格或病症的老人们的不同心理变化,予以相应的心理护理。

7)应变能力

有很多老年人都身患疾病,当他们发病时,养老护理员应能及时采取初步抢救措施,为医护人员救治赢得时间。

8)情绪自控能力

养老院护理员在照料老年人时,要始终保持一种积极的情绪。积极的情绪不仅可以使自身轻松,也可以感染到老人们,有利于工作的开展。在工作中,养老护理员面对的是迟暮的老年人,因被疾病缠身,更多的是消极的、愤怒的情绪,有时甚至是对所有人的敌意和怒骂。这时，就需要养老护理员能调控好自己的情绪，用积极的心态投入到工作中。

操作步骤

案例中的李阿姨得到了老人们和社会的认可，不仅是因为李阿姨工作认真负责，更重要的是她具备养老护理员应有的良好的心理素质。良好的心理素质是一名合格的养老护理员必不可少的。李阿姨是如何培养与保持良好的职业心理素质的？具体如下。

1. 明确养老护理员应具备的职业心理素质

案例中，李阿姨已具备的职业心理素质如下。

1）以积极情感为核心的心理品质

（1）友善与同情：从事养老护理员十几年，李阿姨无论对待什么类型的老年人，都能够做到悉心照顾、关怀备至，正是出于她对老人们的感同身受、出于她那颗赤诚善良的心。

（2）自尊与自信：李阿姨对老年人的尊重也为她赢得了老年人的喜爱，赢得了老年人对她的尊重，也使她在事业上拥有了自信心，体验到职业的快乐感。

2）以良好职业道德为核心的职业境界

（1）奉献：李阿姨十几年全身心照料老年人，肯定牺牲了自己许多的时间。

（2）忠于职守。

（3）关心病人：李阿姨照顾老年人细致入微，吃喝拉撒睡样样操心，这是出于对老年人的关心，对职业的忠诚。

3）适应养老护理员角色的职业心理特征

（1）敏锐的观察力：李阿姨能及时注意老年人的排尿需要、及时端茶倒水、细心观察老年人的身体状况（及时翻身防止生疮）。

（2）良好的人际感知和沟通能力：李阿姨对不同的老年人都能够照顾得得心应手，陪老人聊天、晒太阳，赢得所有老年人的喜爱与同事的尊重。

2. 培养养老护理员的职业心理素质

1）职业态度与价值观的教育

（1）掌握养老护理的专业知识和专业技能。作为一名养老护理员，李阿姨首先要掌握《养老护理员国家职业标志》中的相关知识，扎实的基本理论、专业知识和熟练的技能不仅是解决问题的前提，更是过硬心理素质的保障。

（2）丰富的教育形式。针对养老护理员的文化程度，可以选择多种教育方式，可通过岗前培训、在岗培训等形式，指导养老护理员学会用"角色转换"的方式去思考问题。通过培训，使养老护理员树立献身养老事业的崇高理想。

（3）价值观教育。作为养老护理员，养老护理员首先要对这个职业有一个正确的认识，三百六十行，行行出状元，养老护理员应该干一行、爱一行，不要自卑，要有职业自豪感。

2）掌握必要的心理学知识

为了培养良好的心理素质，必须学习有关的理论知识，只有掌握了心理学基础知识，才能更快更好地培养起良好的心理素质。因此，作为养老护理员，除了要学好老年学专业知识外，还应学习心理学、医学心理学等有关知识，扩大知识面，扩大视野。当养老护理员在护理老年人过程中感到有压力时，就懂得运用心理学的理论知识和方法来减压，达到自我调节的目的。

但是，针对目前我们国家养老护理员文化程度普遍不高的现实，一方面可以通过再学习提高养老护理员的文化水平，另一方面，在对养老护理员进行心理教育时，要注意通俗易懂。

3）提高养老护理员业务水平和临床操作技能

养老护理员应利用一切机会不断提高自己的业务水平，如通过外出学习、自学或夜大学习、参加专题讲座等途径，认真学习养老护理理论知识，按照各项临床操作技能规程，自觉进行强化练习，达到熟练为止。只有掌握较全面的理论知识，娴熟的临床操作技能，才能树立起养老护理员的自信心，遇到紧急情况时，才能保持沉着、冷静的心理状态，不慌、不忙、不急、不躁、准确、及时、迅速地进行处理，确保护理任务的完成。

4）提高养老护理员自身的调节能力

（1）营造良好的人际氛围

作为养老护理员，首先，要处理好与被护理老年人之间的关系，学会倾听，听老年人说话要有耐心，同时要适时给予反应；学会共情，对老年人所表达的情感要表示理解；允许老年人存在不同的观点，尊重老年人。其次，养老护理员要处理好与周围同事的关系，在工作中，大家可以互相交流经验、互相帮助。最后，养老护理员要处理好与家人的关系，获得家人的支持与理解，这样养老护理员才能踏实工作。

（2）学习和实践自我管理技能

养老护理员要将自己的工作与生活协调管理，包括时间上的管理、情绪上的管理及工作目标的管理，要科学规划，既要认真负责工作，同时又不能超负荷，过度消耗自己的体能和情感。

（3）提高抗压能力

3. 维护养老护理员的身心健康

（1）作为养老护理员，应充分发挥自身主观能动性，学会适应工作环境的变化，变工作压力为动力，注意适时进行自我调节。工作之余，应多参加一些有益身心健康的活动，如跑步、健身、郊游、爬山、各种球类比赛等，在运动中使身心得到全面放松，减少工作所带来的各种压力和烦恼，从而以更好的心态和精力投入到老年护理工作中去。

（2）质量是老年公寓的生命，护理质量在老年公寓或养老院中起着龙头作用，谁失去老年护理质量，谁就失去寄养老人，养老院就失去社会信誉，失去市场。因此，养老院管理者应充分注意到养老护理员的工作压力对老年护理质量产生的不利影响，要想方设法消除引起养老护理员工作压力的不利因素或压力源，合理安排养老护理员的数量和工作量，减轻护理员的工作强度和心理压力，重视维护养老护理员的身心健康，加强养老护理员心理素质的培养，以提高整体护理质量和水平，促进护理事业的健康发展。

实 训 演 练

小梁，是一名养老护理员专业的应届毕业生，刚进入某养老机构工作。据了解，小梁在校成绩优秀，但是进入工作岗位之后，却表现不佳，觉得自己不知道怎么与老年人沟通，怕自己做不好，会遭到指责。

请问，小梁应如何提高心理素质？

针对小梁的情况，可按照上述操作步骤进行指导，让其学会提高心理素质的方法。

拓 展 学 习

养老护理人才培养的新规划

随着全球老龄化社会的来临，一个新兴职业——养老护理员诞生了，并呈现

越来越迅猛的发展趋势。《中共中央关于全面深化改革若干重大问题的决定》
（2013 年）的意见提出：积极应对人口老龄化，探索创新养老方式，鼓励和引导
社会力量参与养老服务，加快建立社会养老服务体系和发展老年服务产业。

《医药经济报》（2014）有篇报道表明，中国老年人口已超 2 亿人，慢性疾病
患者和空巢老年人将突破 1 亿人，失能和半失能老年人超过 3650 万人，失独家
庭至少 100 万个，养老护理员缺口在 600 万人以上。人们对养老服务的需求越来
越大，但是社会可提供的养老资源却严重短缺，呈现求大于供的局面，这一矛盾
也日益凸显为社会矛盾。民政部门在"十三五规划"中仅达到 1000 名老年人拥
有养老床位 30 张的标准。据报道，北京最好的养老院有数万人在排队等候，但
是真正住进去可能需要等百余年。

为缓解社会养老压力，加快发展养老服务业，2013 年国务院颁布了《关于
加快发展养老服务业的若干意见》指出，到 2020 年，全面建成以居家为基础、
社区为依托、机构为支撑的，功能完善、规模适度、覆盖城乡的养老服务体系。
也提出了完善人才培养和就业政策。教育、人力资源社会保障、民政部门要支持
高等院校和中等职业学校增设养老服务相关专业和课程，扩大人才培养规模，加
快培养老年医学、康复、护理、营养、心理和社会工作等方面的专门人才，制定
优惠政策，鼓励大专院校对口专业毕业生从事养老服务工作。充分发挥开放大学
作用，开展继续教育和远程学历教育。依托院校和养老机构建立养老服务实训基
地。加强老年护理人员的专业培训，在养老机构和社区开发公益性岗位，吸纳农
村转移劳动力、城镇就业困难人员等从事养老服务。养老机构应当积极改善养老
护理员工作条件，加强劳动保护和职业防护，依法缴纳养老保险费等社会保险费，
提高养老护理人员的工资福利待遇。养老机构应当科学设置专业技术岗位，重点
培养和引进医生、护士、康复医师、康复治疗师、社会工作者等具有执业或职业
资格的专业技术人员。对在养老机构就业的专业技术人员，执行与医疗机构、福
利机构相同的执业资格、注册考核政策。

能 力 测 评

根据学生听课及【实训演练】的完成情况对学生进行考核。可从知识学习、
技能要求和职业态度三个方面进行测评。

项　　目	测评标准	得分
知识学习（30分）	能否认真听老师讲课　（2分）	
	听课过程中有无提出问题　（4分）	
	能否回答老师提出的问题　（4分）	
	能否准确回答心理素质所包含的内容　（10分）	
	能否准确回答养老护理员所应具备的心理素质　（10分）	
技能要求（50分）	操作是否标准、规范（40分）　1. 养老护理员应具备的心理素质　（15分）　2. 提高心理素质的方法　（20分）　3. 结束总结（5分）	
	操作过程中有无发现或者提出问题（5分）	
	与同学、老师是否有互动（5分）	
职业态度（20分）	具备并保持良好的职业心态（4分）	
	有耐心、又细心（10分）	
	语速适中，语气温和（6分）	
总　　分		

任务 2　养老护理员的职业道德修养

学 习 目 标

知识目标	了解什么是职业道德，以及职业道德的作用和特征
能力目标	通过实操提高养老护理员的职业道德修养
态度目标	具备高尚的职业道德

情 景 导 入

　　王某从学校毕业后便被招到敬老院当护理员，这一工作就是十几年。这十几年来，她一直做着为老年人端茶倒水、洗衣擦身等基本护理工作，老人离世还为老人装殓、送葬。在护理工作中，有些是孤寡、重病和残疾的老年人，护理难度大、工作量大。但是她从未叫苦叫累。有些老年人情绪暴躁，打人摔东西是常事，但是她也没有丝毫抱怨，依然尽心照料老年人。有一年，一位瘫痪的老年人不能自理，王某不顾自己怀有身孕，为老人擦屎擦尿、洗身换衣。她的事迹感动着人们，也为养老护理员树立了榜样。

问 题 讨 论

1. 作为一名合格的养老护理员，要具备哪些职业道德准则？

2. 职业道德有哪些作用？

3. 职业道德有哪些特征？

4. 养老护理员应如何提高职业道德？

方 法 指 导

对案例中王某进行分析，分析其作为养老护理员应遵守怎样的职业道德，同时说明具备良好职业道德有怎样的意义，并分析其作为养老护理员应如何培养其良好的职业操守。

知 识 学 习

1.职业道德的含义

职业道德是指从事一定职业的人在职业活动中所应遵循的道德规范以及该职业所要求的道德品质和道德准则的总和。职业道德是人们从事职业活动必须遵守的准则和规范，作为一种操守，它影响着人们的价值观念和职业行为。职业道德是社会道德体系的重要组成部分，每个社会成员，不论从事何种职业，在职业活动中都要遵守职业道德。养老护理员要认同工作中的职业道德规范，努力实践养老护理员职业道德行为，养成良好的职业行为习惯。

2. 职业道德的特征

1）职业性

职业道德的内容与职业实践活动紧密相连，反映着特定职业活动对从业人员行为的道德要求。每一种职业道德都只能规范本行业从业人员的职业行为，在特定的职业范围内发挥作用。

2）实践性

职业行为过程，就是职业实践过程，只有在实践过程中，才能体现出职业道德的水准。职业道德的作用是调整职业关系，对从业人员职业活动的具体行为进行规范，解决现实生活中的具体道德冲突。

3）继承性

在长期实践过程中形成的职业道德，会被作为经验和传统继承下来。即使在不同的社会经济发展阶段，同样一种职业因服务对象、服务手段、职业利益、职业责任和义务相对稳定，职业行为的道德要求的核心内容将被继承和发扬，从而形成了被不同社会发展阶段普遍认同的职业道德规范。

4）多样性

不同的行业和不同的职业，有不同的职业道德标准。

3. 养老护理员应该具备的职业道德准则

1）尊敬老年人，以人为本

尊老爱老是中华民族的优良传统。要尊敬老年人，维护老年人的尊严，尊重老年人的生活习惯。要全心全意为老年人着想，使老年人满意。在工作中，要以老年人为中心，要急老年人之所急，想老年人之所想，让老年人真正体会到关心和尊敬。

2）服务第一、爱岗敬业

养老护理作为一门服务业，护理员最基本的意识就是顾客是上帝，树立服务第一的思想，以老年人的需求和满意度为前提，并体现在实际工作中的各个方面。

干一行，爱一行。认真对待自己的岗位，喜欢自己的工作，在自己的岗位上兢兢业业，努力学习养老护理的相关知识和技能，奉献社会。

3）遵章守法，自律奉献

树立法制观念，学习和遵守有关尊老、敬老和维护老年人权益的法律、法规，严格遵守各种规章制度，保障老年人的合法权益不受侵害。遵守社会公德，遵守养老护理员的职业道德和工作须知，爱老、敬老、热忱地为老年人服务。

严格要求自己，时时处处为老年人着想，不怕苦、不怕累，把为老年人服务作为行为准则。

4）不断学习，提供科学的养老服务

不断学习，提高科学服务的能力。在使用一些护理方法时，要知道为什么要选用这样的方法照顾老年人。不能似是而非，而是要明确地知道原因，为老人们享受最科学的护理提供保障。

操作步骤

案例中，王某遵守着养老护理员的职业道德，并在工作中履行自己的义务，为养老护理员树立了榜样。职业道德是一种自律行为，每个养老护理员都应具备良好的职业道德，遵守行业的道德规范。王某是如何塑造自己良好的职业道德的？具体内容如下。

1. 塑造良好的精神风貌

养老护理员要耐心可亲，言语温煦，对待老年人要向对自己家人一样；工作要认真细致，让老年人感到温暖，能够赢得老年人的信任。

案例中，王某十几年如一日，每天重复着为老年人端茶倒水、洗衣擦身等护理工作，还要应付各种不同性格、不同情绪状态的老年人，但她从来没有抱怨过，从来不叫苦叫累，永远悉心照料，就展现了养老护理员良好的精神风貌。

2. 保持严谨的工作态度

王某对老年人体察入微，能够及时注意不同老年人的需求，并及时满足老年人的各种需求，工作严谨细致，做到了"手勤、脚勤、口勤、眼勤"，满足了老人们对安全与归属的需要。

3. 养成良好的行为习惯

案例中，王某面对护理难度大、工作量大的孤寡、重病和残疾老年人，从未叫苦叫累；面对情绪暴躁的、打人摔东西的老年人，不急不躁，从不抱怨；她的尽职尽责、宽宏大量、心慈面善感动着养老院的老年人，也在某种程度上增强了老人们生活的勇气。

4. 掌握扎实的专业知识和技能

案例中，针对不同的老年人，王某能够按照相应的注意事项，采取不同的措施进行护理，同时又能做到准确有效，是因为她从专业院校毕业，系统地学习了护理老年人的规范操作和流程、急救技能和相关知识等，学习了专业的理论和操作技能，才能学以致用，真正能为老人们服务。

实 训 演 练

小黄是一位家庭养老护理员，他有十几户服务对象。有一位老人不慎摔伤，但其子女都已去世，为了照顾好老人，小黄不嫌脏臭，不计报酬，几乎每天都去照顾老人，为其洗衣做饭，打扫卫生。老人病故，小黄主动为老人安排后事。小黄还坚持为一些特困老人提供义务服务。

请问，小黄为什么会无偿为老人服务？

针对小黄的事迹，可按照上述操作步骤指导养老护理员如何提高职业道德。

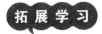 拓 展 学 习

职业道德考核

基于职业道德在行业发展和个人职业生涯发展中的重要性，2003 年原劳动保障部培训就业司、职业技能鉴定中心就颁发了《关于在职业技能鉴定工作中开展职业道德培训鉴定试点的通知》（劳社培就司函〔2003〕107 号），要求从 2003 年 7 月 1 日起，营业员、推销员、中式烹调师、客房服务员、摄影师、保育员、家政服务员、养老护理员等服务业职业（工种）的职业技能鉴定中增加职业道德部分的考核。从 2005 年起，所有职业技能鉴定中都增加职业道德部分的考核。

能 力 测 评

根据学生听课及【实训演练】的完成情况对学生进行考核。可从知识学习、技能要求和职业态度三个方面进行测评。

项　　目	测评标准		得分
知识学习（30分）	能否认真听老师讲课 （2分）		
	听课过程中有无提出问题 （3分）		
	能否回答老师提出的问题 （5分）		
	能否回答职业道德的作用、特征（10分）		
	能否回答养老护理员所应具备的职业道德（10分）		
技能要求（50分）	操作是否标准、规范（40分）	1. 养老护理员应具备的心理素质 （15分）	
		2. 提高心理素质的方法 （20分）	
		3. 结束总结（5分）	
	操作过程中有无发现或者提出问题 （5分）		
	与同学、老师是否有互动 （5分）		
职业态度（20分）	遵守职业道德规范 （4分）		
	对待老年人真诚，有耐心、又细心 （10分）		
	语速适中，语气温和 （6分）		
总　　分			

任务3 养老护理员的专业知识

学习目标

知识目标	了解养老护理员应具备的专业知识
能力目标	通过实操掌握养老服务员的专业知识
态度目标	具备较高的职业信念

情景导入

一个月前，王奶奶中风导致瘫痪，家人为她请来了保姆谢阿姨。谢阿姨性格开朗，人也勤快，很快赢得了一家人的喜欢。一天，王奶奶儿子正在上班，接到谢阿姨的电话，说王奶奶老说肩膀疼。王奶奶儿子赶紧请假带其赶到医院，检查后原来是肩关节脱位。经询问，原来是谢阿姨给王奶奶洗澡时从洗澡间转移到床上的过程中帮扶不正确导致的。如果具备护理专业知识，谢阿姨就应该知道在帮扶过程中应抱老人的腰，用脚顶住偏瘫的脚，以健康的一侧为转移点，而且转移点的角度应该呈45°，就不会造成伤害。

问题讨论

1. 在案例中，为什么出现了伤害？

2. 作为一名合格的养老护理员，要具备哪些专业知识？

3. 养老护理员应如何掌握专业知识？

方法指导

对案例中谢阿姨对王奶奶的护理过程进行分析，分析是什么原因导致谢阿姨在对王奶奶实施护理过程中出现事故，分析作为养老护理员，谢阿姨存在哪些欠缺，谢阿姨需要掌握哪些专业知识，如何帮助谢阿姨更快更好地掌握这些专业知识。注意在分析过程中，要充分考虑谢阿姨的文化水平及接受程度。

知识学习

养老护理员应该具备的专业知识

我们常说"隔行如隔山"，行有行规，门有门道，各行各业都有不同的专业知识和门道，如果不潜心研究是很难入门的。

每个行业的从业人员，都要掌握行业内特定的专业知识和技能，养老护理员当然也不例外。养老护理员的专业知识，主要是指在实施护理工作中所表现出的并决定了护理效果的，对老年人身心健康有明显、直接影响的知识的总和。

根据《养老护理员国家职业标准》的要求，对初级、中级、高级和技师的知识要求依次递进，高级别包括低级别的要求。

初级养老护理员工作要求：生活照料方面包括清洁卫生、睡眠照料、饮食照料、安全保护等专业知识；技术护理中包括给药、观察、消毒、冷热应用、护理记录、临终护理等的专业知识。

中级养老护理员的工作要求中出现心理护理的专业知识，要求养老护理员有与老人进行心理沟通的技巧，掌握老人心理咨询和临终关怀的相关知识。

对高级养老护理员心理护理知识的要求为掌握老年人心理保健和老年人情绪疏导与情感交流的相关知识。

操作步骤

案例中的保姆谢阿姨，在缺乏相关护理知识和技能的情况下，就接受了照顾因中风而瘫痪的王大妈这项工作，既违背了国家对养老护理员上岗的要求，同时也违背了养老护理员的职业道德标准，是一种不负责任的行为，谢阿姨应在上岗前接受专门的养老护理培训，掌握相关的专业知识和技能，具体操作如下。

1. 明确养老护理员应掌握的专业知识

谢阿姨可以选择参加社会上的养老院培训班，在培训班老师的帮助之下，了解养老护理员要掌握的一些基本知识。

2. 认真学习养老护理员的专业知识

谢阿姨应定期参加有关养老机构组织的专业知识的学习，并加强自学有关养老护理知识。

3. 注重知识与理论的结合

在课堂上，谢阿姨要积极主动参与实践课程的模拟训练，以获得老师更多的指导；另外，课堂外，谢阿姨也要寻找机会将学到的知识加以运用，但不可单独操作，可以先从助理护理员做起，跟有经验的老师傅学习。

4. 获取职业资格、持证上岗

在经过一定时间的学习与实践后，谢阿姨也不可盲目自信，贸然上岗，一定要参加正规的职业考试，在获得职业资格，证明自己能力后，方可持证上岗。

5. 上岗前，系统了解被护理者的现状

谢阿姨在接受照顾王奶奶的工作后，首先要做的应该是了解王奶奶的病情、生活习惯，同时检查自己是否有照顾中风病人的足够知识与技能。如果没有，要尽快去培养自己在这些方面的知识技能，熟练掌握照顾中风瘫痪患者的注意事项；如果能力有限，要及时通知王大妈家属，以免出现不可挽救的后果。

另外，在照顾王奶奶的过程中，谢阿姨发现自己的不足也要及时更正与补充，不可得过且过。

实训演练

刘某是一名养老护理员，从事本工作10年中，她精心照顾每一位老人。为了提高自己的专业知识，她利用空闲时间考取了高级养老护理员资格证书。有位老人长期瘫痪在床，刘某每天端茶喂食、换洗喂药、擦洗身体，悉心照料，经过一年的护理，老人可以下床走路了。在饮食方面，刘某根据患病老人的口味和营养需要安排食谱。刘某用自己学到的专业知识，缓解了患者的病情，且不骄不躁，赢得了老人和其家人的好评。

针对刘某事迹，可按照上述操作步骤进行，指导养老护理员提高专业知识。

能力测评

根据学生听课及【实训演练】的完成情况对学生进行考核。可从知识学习、技能要求和职业态度三个方面进行测评。

项　　目	测评标准	得分
知识学习（30分）	能否认真听老师讲课（5分）	
	听课过程中有无提出问题（5分）	

续表

项　　目	测评标准		得分
	能否回答老师提出的问题（5分）		
	能否知道养老护理员所应具备的专业知识（15分）		
技能要求 （50分）	操作是否 标准、规范 （40分）	1. 养老护理员应具备的专业知识（15分） 2. 提高养老服务员的专业知识的方法（20分） 3. 结束总结（5分）	
	操作过程中有无发现或者提出问题（5分）		
	与同学、老师是否有互动（5分）		
职业态度 （20分）	职业信念坚定（5分）		
	有耐心、又细心（10分）		
	语速适中，语气温和（5分）		
总　　分			

任务4　养老护理员的技能要求

学习目标

知识目标	了解专业技能是怎样形成的 了解养老护理员应具备怎样的专业技能
能力目标	通过实操提高养老护理员的专业技能
态度目标	具有从事养老护理员的职业素养

情景导入

一次意外事故，68岁的卢先生出现颅内出血压迫脑神经，导致左侧肢体瘫痪。出院回到家里，子女为其请来保姆照料。在喂食时，需要鼻胃管喂食，但是每次保姆协助鼻饲时，卢先生经常会将流质误吸入气管中，差点导致了吸入性肺炎。在居家护理中，这种事故经常见到。

问题讨论

1. 作为一名合格的养老护理员，要具备哪些专业技能？

2. 养老护理员应如何掌握专业技能？

方法指导

对案例中卢先生家保姆的护理过程进行分析，分析是什么原因导致保姆在对卢先生实施护理过程中频出事故；分析作为养老护理员，卢先生的保姆存在哪些欠缺；保姆应掌握怎样的操作技能。注意在分析过程中，要充分考虑保姆的文化水平及接受程度。

知识学习

1. 操作技能的形成

操作技能的形成过程分为 4 个阶段，下面以本案例中鼻饲操作技能的形成为例，具体操作如下。

1) 操作的定向

操作的定向指主体对操作活动结构和要求的了解，包括活动的成分、活动的顺序和对活动执行方式的认识。这一阶段主要解决养老护理员知道要做什么以及怎么做的问题。

在这一阶段，养老护理员要知道鼻饲饮食的方法有分次灌注法、缓慢滴注法和连续经泵注入法。分次灌注法是用注射器抽吸缓慢注入胃内，每天 4~6 次，每次 200~300 毫升。缓慢滴注法是将输液管插入肠内营养混悬液的瓶塞中，缓慢滴入胃内，500 毫升滴入时间为 4~6 小时，每分钟 30~40 滴。连续经泵注入法是利用输液泵将肠内营养泵入胃内，500 毫升泵 4~6 小时，或 80~125 毫升/小时，每天总量 1500~2000 毫升，泵注过程需要加温。在插胃管前首先要确定胃管的位置，养老护理员要知道确定胃管位置的方法，知道管喂饮食的目的、操作及配合方法，以取得老人的合作。

2) 操作的模仿

操作的模仿指主体对特定动作方式或行为的重复的行为过程。在模仿阶段，把各动作成分之间协调联系，逐步整合动作结构。鼻饲的操作步骤如下。

（1）让老人取坐位、半坐位或仰卧位，颌下铺垫治疗巾，清洁鼻腔，润滑胃管前端，检查胃管有无裂缝、漏孔。

（2）测量胃管长度，成人一般插入 45~55 厘米。

（3）自鼻孔插入约 15 厘米至咽部，将老人头部托起，使下颌靠近胸骨柄，加大咽部通道的弧度，使管端沿咽后壁滑行，再徐徐插入所需长度至胃内。

（4）用注射器抽吸胃液。证实胃管在胃内后用胶布固定。

（5）灌注少量温开水后再灌注鼻饲液，最后再注入少量温开水清洗胃管。

（6）反折胃管，用纱布包好，防止过多气体进入胃内并保持外管口的清洁。

（7）整理用物，记录。

其中，步骤（3）、步骤（4）、步骤（5）、步骤（6）比较复杂，应先行分解再练习，以提高各个动作成分的准确性。

3）操作的整合

操作的整合指活动中各动作成分相连接或组合，成为固定的、统一化的动作。在掌握活动方式时，不仅要掌握各活动的成分、活动顺序，而且要学会各动作之间的合理连接方式。

鼻饲的操作可分为 7 个步骤，在练习时可分解操作，熟练后通过整合，各动作成分之间才能协调联系，动作结构才逐步趋于合理。因此，整合是操作技能形成过程中的关键环节，它是从模仿到熟练的一个过渡阶段，也为熟练的活动方式的形成打下基础。

4）操作的熟练

操作的熟练指操作技能掌握的高级阶段。这时所形成的动作方式在各种条件下都能适应，动作的执行力高度完善、内化。只有反复练习鼻饲的操作方法，才能提高操作的熟练程度，逐步形成操作技能的高级阶段。在练习的过程中，也可不断改变情景，改变活动的方式，如对昏迷病人和对神志清醒者插胃管应各采取什么样的方式，以提高动作的准确性和速度。再者，要合理安排练习时间，提高练习的方式和效能。

2. 养老护理员应具备的专业技能

专业技能分为操作技能和心智技能，心智技能是掌握专门技术的能力，如作文、运算等。它是指经过练习巩固起来的、接近自动化的智力活动方式，是操作技能的基础。而操作技能是运用专门技术的能力，形成的基本途径是练习。日常生活中的很多技能都是操作技能，比如吹拉弹唱以及体育方面的球类、体操、田径等。本质上，操作技能和心智技能是一个复合体，操作性技能包含有心智的成分，心智性技能也包含有操作因素，二者相辅相成，共同发挥作用。

养老护理员专业技能是指个体是否具备从事养老护理活动需要的技术和能力。掌握一门专业技能是就业的根本保证，是个体是否能顺利就业的前提。技能与知识不同，知识可以通过语言文字等形式来传递。但是技能必须由个体亲自习得、实践，才能内化为自己的经验。

操作步骤

案例中，卢先生家保姆因缺乏养老护理员的专业技能，而差点导致了卢先生吸入性肺炎，这是十分危险的。对于保姆来说，不懂技术就进行操作也是不负责的行为。所以，卢先生家保姆需要在掌握养老护理员要拥有的熟练的操作技能后，方可上岗。

以下为鼻饲的具体操作步骤。

1. 评估

（1）询问卢先生的身体状况，了解其意识状态。

（2）向卢先生解释鼻饲的目的，取得他的合作。

（3）评估卢先生的鼻腔状况，提高留置胃管一次成功率，减轻卢先生的痛苦。

2. 准备物品

插管用物：胃管、胃管包（治疗巾、弯盘、压舌板、止血钳、镊子、纱布）、手套、棉签、石蜡油、胶布、别针、听诊器、灌注器。

鼻饲用物：纱布、灌注器、温开水、鼻饲饮食。

拔管用物：弯盘内盛纱布、松节油、棉签、手套等。

3. 操作步骤

（1）让卢先生取坐位、半坐位或仰卧位，颌下铺垫治疗巾，清洁鼻腔，润滑胃管前端，检查胃管有无裂缝、漏孔。

（2）测量胃管长度，成人一般插入45~55厘米。

（3）自鼻孔插入约15厘米至咽部，将卢先生头部托起，使下颌靠近胸骨柄，加大咽部通道的弧度，使管端沿咽后壁滑行，再徐徐插入所需长度至胃内。

（4）用注射器抽吸胃液，证实胃管在胃内后用胶布固定在鼻翼及面颊部。

（5）灌注少量温开水后再灌注鼻饲液，最后再注入少量温开水清洗胃管。

（6）反折胃管，用纱布包好，防止过多气体进入胃内并保持外管口的清洁。

（7）整理用物，消毒、洗手，并做记录。

4. 注意事项

（1）操作中注意观察老人的反应。

（2）插管过程中如老人出现呛咳、呼吸困难、紫绀等，表示误入气管，应立即拔出，休息片刻重新插。

（3）插管固定后，在胃管尾端标示留置时间、深度，告知老人注意事项，避免胃管脱出。

（4）鼻饲液温度 38~40 摄氏度，每次量不超过 200 毫升，间隔时间不少于 2 小时。

（5）鼻饲混合流食应当间接加温以免蛋白凝固。

（6）鼻饲给药时应先研碎，溶解后注入，鼻饲前后均用 20 毫升温水冲洗胃管，防止管道阻塞。

（7）对长期鼻饲的患者应当定期更换胃管。

（8）拔管时嘱咐病人深呼吸，一手拿纱布，另一手在病人呼气时拔管，到咽喉处快速拔出。

实 训 演 练

张玲到敬老院工作后，把老人当做自己的亲人，一心扑在养老护理工作上。为了更好地为老年人提供服务，与老年人沟通，她通过学习，不仅掌握了老年护理工作的各项技能，还对老年人的生活习性和心理特征了如指掌。一位老人患有轻度痴呆，刚到养老院时经常发脾气，换了几位护理员，张玲接手照护后，经常陪老人聊天、散步，还动员院里的其他老人去和他聊天等，最后老人逐渐适应了养老院的生活。张玲还多次自费参加养老护理培训，并结合多年养老护理的经验，逐渐形成了具有个人特色的科学护理方法。张玲具有医生背景，通过潜心钻研，她也可以为老人们提供常见病医治和康复等服务，做到了小病不用出养老院。张玲先后服侍了上百位老人安享晚年，在社会上有一定的影响力。

针对张玲的事迹，结合【知识学习】中技能形成的四个阶段的掌握，提高养老护理员的操作技能。

拓 展 学 习

1. 养老护理职业技能大赛

2010 年，首次国家级养老护理员职业技能大赛在北京举办，这是一次全行业规格最高、水平最高、参与范围最广的职业技能比赛，也代表着国家对养老护理员职业技能的重视程度。

此后，各省市区养老护理技能大赛如火如荼般开展起来。这些技能竞赛，目的都在于以赛促练、以赛促训、以赛促学。在竞赛中，不仅仅只是考查技术护理方面，而是重点考查技术护理中是否渗透着心理护理和康复护理的内容。职业技能大赛，不仅促进养老护理员技能和竞争力的提升，也重视提高养老护理员的素质，引导养老护理队伍不断向专业性和高素质方向发展。

2. 养老护理员技能竞赛考核

根据民政部职业技能鉴定指导中心、中国就业培训技术指导中心发布的《关于举办第三届全国民政行业职业技能竞赛的通知》（民职鉴发〔2013〕11 号）文件精神，2013 年第三届全国民政行业（养老护理员）职业技能竞赛的竞赛内容，分别由理论知识、实际操作、技能展示三部分成绩组成，其中理论知识占 20%，实际操作占 70%，能力展示占 10%。

理论知识竞赛考核内容包括以下 3 个方面。

（1）职业道德：职业道德基本知识，包括职业守则。

（2）基础知识：老年人护理基础知识、环境保护相关知识、养老护理员职业须知、服务礼仪及个人防护知识、相关法律法规知识。

（3）相关知识：生活照料部分（饮食照料、排泄照料、睡眠照料、清洁照料）；基础护理部分（用药照料、冷热应用护理、临终关怀）；康复护理部分；必要时增加心理护理部分、培训指导部分。

技能操作竞赛考核内容包括以下 4 个方面。

（1）考核内容：模块一：生活照料，包括饮食照料、排泄照料、睡眠照料、清洁照料；模块二：基础护理，包括用药照料、冷热照料、临终关怀；模块三：康复护理，包括康乐活动保护、功能训练。

（2）实操考核设计：情景模拟考试形式。

（3）实操部分范围设计：高级涵盖中级、初级部分实操内容。

（4）实操部分环节设计：应知应会、安全问题、法律问题等内容的融合。

能 力 测 评

根据学生听课及【实训演练】的完成情况对学生进行考核。可从知识学习、技能要求和职业态度三个方面进行测评。

项　目	测评标准		得分
知识学习 （30分）	能否认真听老师讲课 （5分）		
	听课过程中有无提出问题 （5分）		
	能否知道什么是专业技能 （5分）		
	能否回答并掌握养老护理员所应具备的操作技能（15分）		
技能要求 （50分）	操作是否标准、规范（40分）	1. 能分析养老护理员应具备的专业技能（15分） 2. 能运用方法提高养老服务员的专业技能（20分） 3. 结束总结（5分）	
	操作过程中有无发现或者提出问题（5分）		
	与同学、老师是否有互动（5分）		
职业态度 （20分）	对自己及行业未来充满信心（5分）		
	主动学习职业相关知识（10分）		
	对待老人真诚，语速适中，语气温和（5分）		
总　分			

课后练习题

一、选择题

1. 养老护理员仪容仪态要求是（　　　）。

　　A. 披肩长发，年轻漂亮

　　B. 性感外露，浓妆艳抹

　　C. 着装得体，洁净大方

　　D. 工作服无论脏否都要一天下来后再洗，反正护理老人工作很脏

2. 养老护理员的工作（　　　）。

　　A. 只是一项繁杂的体力劳动

　　B. 只是一项要花费脑力的劳动

  C. 既是一项繁杂的体力劳动又需要花费脑力

  D. 以上说法均不对

  3. 养老护理员要具备良好的心理素质，首先要有"三心"，下列不属于"三心"的是（ ）。

  A. 爱心   B. 耐心   C. 操心   D. 热心

  4. 养老护理员应该举止得当，体现在（ ）。

  A. 热爱本职   B. 树立"服务第一"的世界观

  C. 努力学习养老护理专业知识 D. 以上都是

  5. 养老护理员的素质要求应该具备（ ）。

  A. 会不会写字没关系，反正护理老人就是做家务活，认识字不顶用

  B. 高中以上文化程度比较好，因为最起码要会写交接班记录

  C. 会写字、会做事，把老人伺候好就行

  D. 对老人有爱心、具有敬业精神、为人诚实、乐思好学、有学习能力，善于思考养老护理工作中遇到的问题，总结经验，提高服务技巧

  6. 养老护理员要做到"四勤"，下列不属于"四勤"的是（ ）。

  A. 手勤   B. 耳勤   C. 口勤   D. 脚勤

  7. 下列（ ）是养老护理员的基本道德规范。

  A. 以人为本 B. 尊重老人 C. 服务第一 D. 明礼诚信

  8. 下列（ ）不符合护理员礼仪规范要求。

  A. "您好，昨晚睡得好吗？"

  B. "我能帮助您吗？"

  C. "我不知道你所问的事，找别人吧！"

  D. "孙老师，这菜合您口味吗？"

  9. 养老护理员可以称呼老人王某为（ ）。

  A. 王大爷 B. 老王 C. 307 床 D. 王老头

  10. 老人认为养老护理员对他照顾得很好，就特地买来了贵重礼物赠送给这位护理员，护理员怎么推都推不掉，应该（ ）。

  A. 收下，然后用同等价值的现金给老人充值饭卡或买其他礼物回赠

  B. 坚决不收，同时给老人严厉批评，因为单位制度规定不能收老人赠送的礼物或钱财

C. 婉言拒绝，跟老人耐心做好解释工作，为老人做好服务是护理员应尽的责任

D. 收下，因为认为是应该的，确实对这个老人给予特别照顾，老人赠送点钱财是应该的，何况，我不说，老人不说，谁知道

二、判断题

1. 养老护理员的基本职责是为健康老人提供必要的生理、心理、社会服务；为患病老人或有肢体、器官功能障碍的老人提供基本生活服务、初级保健和肢体辅助功能锻炼；协助医、护人员进行必要的治疗、护理活动；帮助需要临终照料的老人减轻生理、心理、社会等方面的痛苦，并为其家属提供心理精神支持。（　　）

2. 为了和老人拉近关系，表示亲近，与老人之间的称呼可以随意点，男性称为某老头、女性称为某太婆。（　　）

3. 养老护理员工作不简单，除了要掌握对老人的护理技巧外，要懂得老人心理特点、生理特点、会与老人沟通交流，还要懂得相关法律法规等等，才是个合格的养老护理员。（　　）

4. 养老护理员其实就是一份工作，只要按部就班完成好工作程序和工作职责就可以了。（　　）

5. 养老服务机构中，一位单身爷爷和一位单身奶奶情投意合，想结合在一起，无奈两位老人子女都同意老人们可以同居，但不能拿结婚证，主要是怕以后财产纠纷，于是老人们就找到了福利机构，要求搬到一个房间去住，福利院认为这样也好，他们住在一起也好有个照应，家属反正没意见，就同意他们住在一起了。（　　）

6. 护理员经常看到一位老人的儿子和同学来看望老人，有一天，老人儿子的同学来找护理员要老人儿子的电话，护理员看是经常来看老人的儿子的同学，就告诉了他老人儿子的电话。（　　）

7. 工作中，养老护理员的人际关系只局限于和老人之间的关系，不需要和其他人接触。（　　）

8. 为了减轻老年人的孤独感，所以，他们的居住环境要尽可能的热闹。（　　）

参 考 文 献

[1] 高焕民，柳耀泉，吕辉. 2007. 老年心理学. 北京：科学出版社

[2] 李丽华. 2013. 护理心理学基础. 第二版. 北京：人民卫生出版社

[3] 姜乾金. 2011. 医学心理学. 第二版. 北京：人民卫生出版社

[4] 郭少三. 2008. 护理心理学. 西安：第四军医大学出版社

[5] 蒋继国. 2011. 护理心理学. 北京：人民卫生出版社

[6] 杨艳杰. 2012. 护理心理学. 第三版. 北京：人民卫生出版社

[7] 胡佩诚. 2005. 医护心理学. 北京：北京大学医学出版社

[8] 李丽华. 2012. 心理与精神护理学. 北京：人民卫生出版社

[9] 史宝欣. 2010. 临终护理. 北京：人民卫生出版社

[10] 李欣. 2013. 老年心理维护与服务. 北京：北京大学出版社

[11] 陈露晓. 2009. 老年人生死心理教育. 北京：中国社会出版社

[12] 陈传峰. 2008. 老年抑郁干预与心理健康服务. 北京：中国社会出版社

[13] 谢瑞满. 2010. 实用老年痴呆学. 上海：上海科学技术文献出版社

[14] 吴文源. 2010. 焦虑障碍防治指南. 北京：人民卫生出版社

[15] 徐汉明. 2012. 抑郁症 – 治疗与研究. 北京：人民卫生出版社

[16] 陶功定. 2008. 实用音乐疗法. 北京：人民卫生出版社

[17] 包家明. 2011. 冠心病的护理与康复. 北京：人民卫生出版社

[18] 包家明. 2008. 高血压的护理与康复. 北京：人民卫生出版社

[19] 张爱珍. 2014. 消化性溃疡的护理与康复. 北京：人民卫生出版社

[20] 张辉，马帅. 护士职业心理素质要求及培养途径初探. 继续医学教育，25：
24-28.

[21] 卓晶晶，庄芳萍. 2009. 护士心理素质的培养方法. 现代医药卫生，25：
2551-2552.

[22] 程舟群，冯小君，王丽. 2009. 高职护生对职业道德现状认知的调查. 卫生职
业教育，27：127-129.

[23] 方铭琳. 2011. 加强职业道德培养 提升就业竞争力. 职教论语，16：74-77.

[24] 胡保燕. 高职生的职业道德浅析. 科技世界，187.

[25] 谭萍. 2014. 高职高专学生职业道德教育的不足与对策. 赤子，02：86.

[26] 王畅. 2011. 高职院校大学生职业道德教育存在的问题研究. 改革与开放,9：164.

[27] 孙苏奎 2014. 大学生的职业道德养成教育. 教育评论，11：102-104.

[28] 肖凤翔,马良军. 2012. 高职院校学生职业技能培训程序及原则. 高等工程教育研究，3：162-166.

练习题答案

模块1

    一、选择题

    1. B 2. A 3. C 4. D 5. B 6. D 7. D 8. D 9. C 10. B

    二、判断题

    1. √ 2. × 3. × 4. × 5. × 6. √ 7. √ 8. √ 9. √ 10. √

模块2

    一、选择题

    1. C 2. A 3. C 4. C 5. A 6. C 7. B 8. B 9. A 10. C

    二、判断题

    1. √ 2. √ 3. × 4. √ 5. × 6. √ 7. √ 8. √ 9. × 10. √

模块3

    一、选择题

    1. C 2. D 3. A 4. D 5. A 6. C 7. A 8. B 9. B 10. C

    二、判断题

    1. × 2. × 3. √ 4. √ 5. × 6. √ 7. √ 8. × 9. √ 10. ×

模块4

    一、选择题

    1. C 2. A 3. B 4. D 5. B 6. C 7. A 8. D 9. B 10. B

    二、判断题

    1. √ 2. √ 3. √ 4. × 5. √ 6. √ 7. √ 8. √ 9. × 10. ×

模块5

    一、选择题

    1. D 2. B 3. A 4. D 5. A 6. A 7. D 8. C 9. D 10. A

    二、判断题

    1. × 2. × 3. √ 4. √ 5. × 6. √ 7. × 8. √

模块6

一、选择题

1. B 2. C 3. B 4. B 5. D 6. C 7. C 8. A 9. D 10. C

二、判断题

1. √ 2. √ 3. × 4. √ 5. √ 6. √ 7. √ 8. √ 9. √ 10. ×

模块7

一、选择题

1. C 2. C 3. C 4. D 5. D 6. B 7. C 8. C 9. A 10. C

二、判断题

1. √ 2. × 3. √ 4. × 5. × 6. × 7. × 8. ×